大是文化

16小時空腹法，我一年瘦40公斤

不用忍！98到58，還能降三高，保證能辦到的輕斷食

醫學博士、暢銷書《空腹才是最强的良藥》作者
青木厚
一年瘦下 40 公斤的牙醫診所口腔衛生師
小堀智未——著
林巍翰——譯

98 キロの私が 1 年で 40 キロやせた 16 時間断食

目錄

第2章 讓斷食效果加倍的食物

第3章 不只瘦身，還能抗老、遠離過敏 113

推薦序一

其實不是斷食，而是戒掉「隨時吃」的習慣

「營養師愛碎念」版主／孫語霙

身為一位體重管理營養師，我看過許多減脂案例，從過去幾年流行的代餐、減肥茶、蘋果餐、瀉藥，到近年流行的生酮、低卡餐、蛋白粉……**有些人成功瘦身，也有人失敗收場，更多的人是減肥成功後再度復胖。**

其中的關鍵因素是什麼呢？

很多減重失敗的人，可能會怪罪自己意志力薄弱、管不住嘴巴，但我不這麼認為。因為「吃」是一種習慣，是每個人活在世上都無法省略的習慣。

有些人一早起床，就走到早餐店，點一份咔拉雞腿堡配一杯大冰奶；有些人

一坐在辦公室，就需要吸幾口含糖手搖飲料提神；還有人熬夜趕報告到一半，就想來杯泡麵、鹽酥雞舒壓，以上決策，都是來自於習慣。

想要逆轉肥胖，就該建立新習慣。例如，把早餐的漢堡換成熱量較低的里肌肉三明治，手搖飲料從加糖變無糖，宵夜選擇有營養的堅果、毛豆，相信長期下來，會有不一樣的身材。

一六八斷食在臺灣流行一段時間了，很多人聽到斷食便感到害怕，擔心沒辦法忍受飢餓，我認為人們需要調整這樣的心態，**與其說斷食，不如說是戒掉「無時無刻都在吃」的壞習慣**。

現代人生活便利，二十四小時都有得吃，隨手可得的零食、餅乾、便利的外送餐點、手搖飲料、速食，人們很容易從早吃到晚。

據臺灣國民營養健康狀況變遷調查顯示，飲食型態的變遷，使臺灣人攝取過多隱藏性的脂肪及醣類便利食品，導致肥胖、代謝症候群、糖尿病、高三酸甘油脂的人口比例上升。

幸好，藉由長時間空腹，可以讓身體從「囤積」，轉變為「消耗」模式，開啟脂肪分解的開關。

間歇性斷食和一般飲食最大的不同，在於限制進食時間，國人飲食習慣大多以一天三餐，四至六小時進食一次為主，間歇性斷食則是將進食時間限縮在八小時中，其餘十六小時不吃東西，以維持空腹。

一般人在空腹十至十六小時後，會導致肝醣耗竭，進而激發「代謝轉換」，啟動脂解作用，促使身體消耗脂肪，以作為能源來源，同時，身體細胞也會順應此能源改變，大幅提升抗壓及抗氧化防衛能力，活化細胞自噬機制，清除損傷分子。也就是說，執行間歇性斷食的效果，**除了減重，也可以達到消除腹部脂肪、抗衰老、抗發炎、增加胰島素敏感度**。

作者靠斷食，從將近一百公斤的體重，甩掉四十公斤，成功華麗轉身，找回自信與人生主控權，她的故事非常感人和勵志，我很推薦有同樣困擾的人，可以學習她的精神與方法，並且融入自己的生活中。

我常跟減重學員說，我們很幸運能活在充滿美食的時代，但凡事過猶不及，因此，養成聰明擇食，並有意識的吃，**培養出一個自己舒服、喜歡又健康的飲食型態，才是維持身材與健康的長久之計。**

推薦序二

放大檢視飲食習慣，得到減重成就感

草食營養師／黃千芮

成功減重，心態絕對是關鍵。找到自己為何要減重的動機，而非他人逼迫，是非常重要的。畢竟，人越被逼迫做不想做的事情，越容易拖延。

再加上，人存在個體差異，包括我們對於身體感受的敏銳程度、抗壓程度、忍耐辛苦程度、體力表現、健康食物好吃與否等，都有主觀辨識的差異，我認為小堀智未在致胖環境中，找到適合自己維持健康的方法，以不壓縮時間的方式持續執行，對於維持健康心態而言，至關重要！

在書中，小堀藉由分享自己的生活，感受自己一點又一點的進步，進而引導腦內的正念循環，會使自己能堅持下去。

透過本書，我們可正視身體的小毛病，其實都是飲食習慣及行為造成，試著放大檢視並解決它，就能得到莫大的成就感！這是培養健康信念的模式，當然，這心境可應用在任何情境上，讓你的生命更有力量！

無論你是否同樣有肥胖的問題，我都推薦你閱讀本書。

推薦序三

學習作者的精神，健康「享瘦」

美姬瑜珈營養師／嚴美瑜

「健康減重」是一輩子重要的課題。我從青少年時期就注重外表，且嘗試不同的減肥與減重方法，所以看到作者小堀的減肥心路歷程，可說感同身受。

減肥方式百百種，小堀運用的斷食法相對安全且可持續。不論是誰都能做到十二小時不進食，例如晚上六點吃晚餐，隔天早上六點再吃早餐，這段時間就是空腹，之後只要慢慢增加延長時間，就能空腹十六小時。

既然採取斷食法，就必須注意最適熱量及該攝取的必需營養素，而書中介紹的一週料理，能滿足身體營養素的需求，很適合大家嘗試。

當然，實踐斷食法前，要注意思考自己是否適合，例如孕婦、孩童或有疾病的民眾等，就像另一位作者青木厚醫生說的，可以先找專業的醫師或營養師討論。畢竟沒有一種飲食方法是適合所有人的，**無論是什麼減重法，最重要的是以不傷身體及安全為主，還可以持之以恆與不輕易放棄**。

除此之外，也要留意自己的生活作息、壓力、荷爾蒙、飲食習慣。

你還在為減肥之路所苦嗎？不妨**學習作者的精神與方式，好好的調整飲食與作息，讓自己能愉快的「享瘦」人生！**

前言一

我靠空腹十六小時，成功瘦身

內科埼玉糖尿病醫院院長／青木厚

十六小時空腹，也就是斷食，指在十六個小時內不吃東西。許多人實踐這種飲食法後，紛紛表示他們「變瘦了」、「身體變好」、「病情改善」等的喜悅。

我是專治內分泌代謝和糖尿病的醫師，在埼玉市經營一間私人診所。從一般感冒到生活習慣病，每天都有各式各樣的患者來找我看診。

我會接觸並實踐十六小時空腹法，是因我四十歲時罹患舌癌。而且體內積累不少內臟脂肪，體型有點福態。多虧十六小時空腹法，讓我在四個月後甩掉大肚腩，腰圍從七十八公分降到七十公分，並維持至今。此外，我的身體變得輕盈，不容易疲倦，更不用擔心癌症復發。不只我，如左圖、下頁圖所示，許多人靠十六小時空腹法改變人生。

和家人一起斷食 16 小時。女兒瘦了 5 公斤，體態變得很好。我也在一週內瘦 3 公斤，因為腰圍少 3 公分，所以買了新的腰帶。
——76 歲，女性

我不再煩惱到底該吃什麼，飲食支出變少了。大幅縮短購物、做飯和洗碗盤的時間。不僅如此，我的皮膚狀態還獲得改善，晚上也睡得很好。腸胃狀況極佳，身材也不容易走樣。
——24 歲，女性

我竟在 2 個星期內瘦了 4 公斤！
——62 歲，女性

每天改成只吃一到兩餐後，我發現自己的腸胃變好了。現在我也推薦老公這麼做。
——47 歲，女性

只花 3 個月，我從 68 公斤瘦到 60 公斤了！
——61 歲，女性

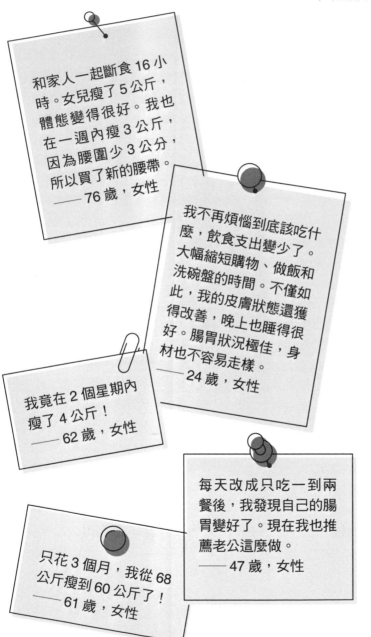

我在 5 個月瘦了 5 公斤，原本深受花粉症所苦的我，現在竟然不藥而癒。而且皮膚上的皺紋變得較不明顯了。
——59 歲，女性

我的體重和內臟脂肪同步下降，讓身邊的人很驚訝。
——48 歲，女性

一直以來，我都很在意壞膽固醇（低密度脂蛋白）、三酸甘油酯（甘油三酯）以及脂肪肝等對健康的影響，所以曾嘗試很多不同減肥法。直到開始執行斷食後發現，自己在白天不會犯睏，沒有影響工作表現，身體也變得較不易疲勞了。
——45 歲，女性

我一個月瘦 2 公斤。要習慣空腹其實並不困難，只要想到 16 個小時後就能吃自己喜歡的東西，讓我能堅持這套方法。
——66 歲，女性

女婿在 8 個月內瘦 20 公斤，讓我嚇了一跳。
——62 歲．女性

前言二

我一年瘦四十公斤，只靠斷食

一年瘦四十公斤的牙醫診所口腔衛生師／小堀智未

我的身高一百五十公分，體重原本落在八十公斤左右，從小胖到大。之前受到新冠疫情的影響，待在家裡的時間變多了，結果導致體重逼近一百公斤。就在體重創新高時，我接觸到了青木醫師提倡的十六小時空腹法。

實際執行這套方法後，我的體重迅速下降，而且身體狀況很好。雖然有點自賣自誇，不過，我現在的皮膚就像嬰兒一樣水嫩通透，頭髮柔順有光澤。看到自己產生這麼大的改變，我也嚇了一跳。事實上，得到這些結果一點也不意外，因為十六小時斷食，對健康極有助益且抗老化，是早已為世人所知的事實了。

本書中，我會盡可能的用簡單易懂的方式，介紹這套方法的魅力以及執行方法，希望大家能和我一起實踐十六小時空腹法。

另外，做為佐證，我公開自己過去的照片，並以漫畫呈現我實際執行這套斷食法的體驗，希望這些內容，能成為大家的參考和鼓勵。

連我都能成功，你一定也沒問題！

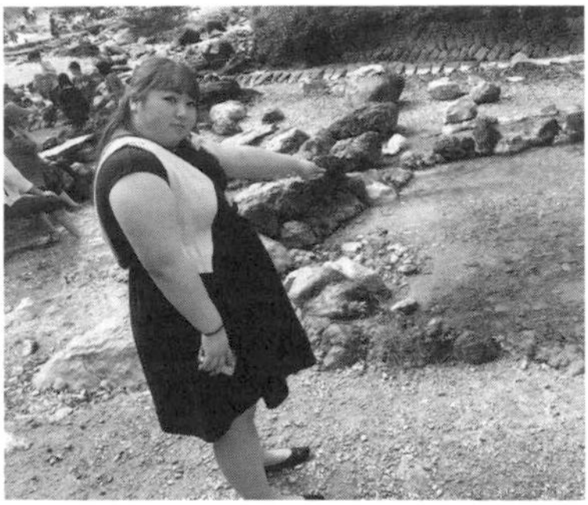

一年前的我（150 公分，98 公斤）。

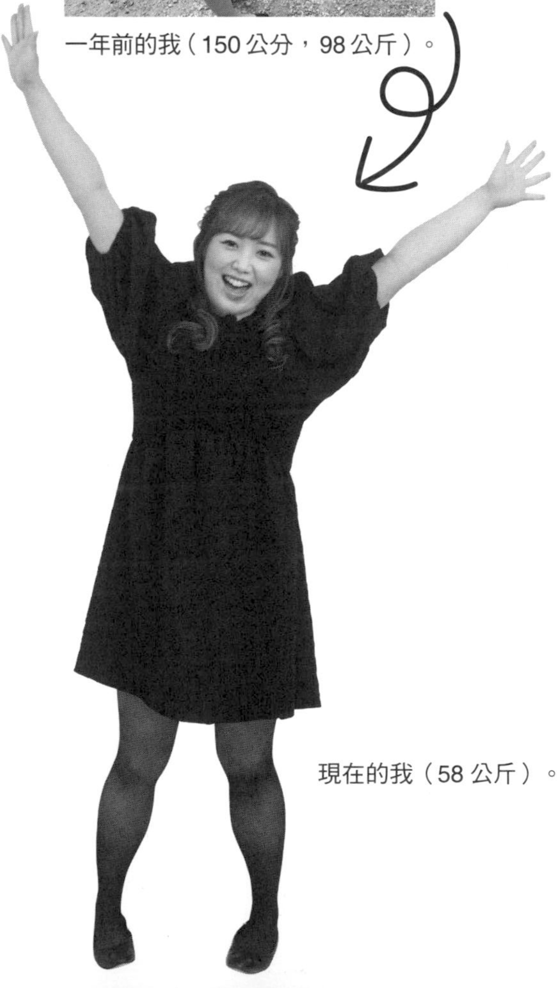

現在的我（58 公斤）。

我從98公斤瘦到58公斤的過程

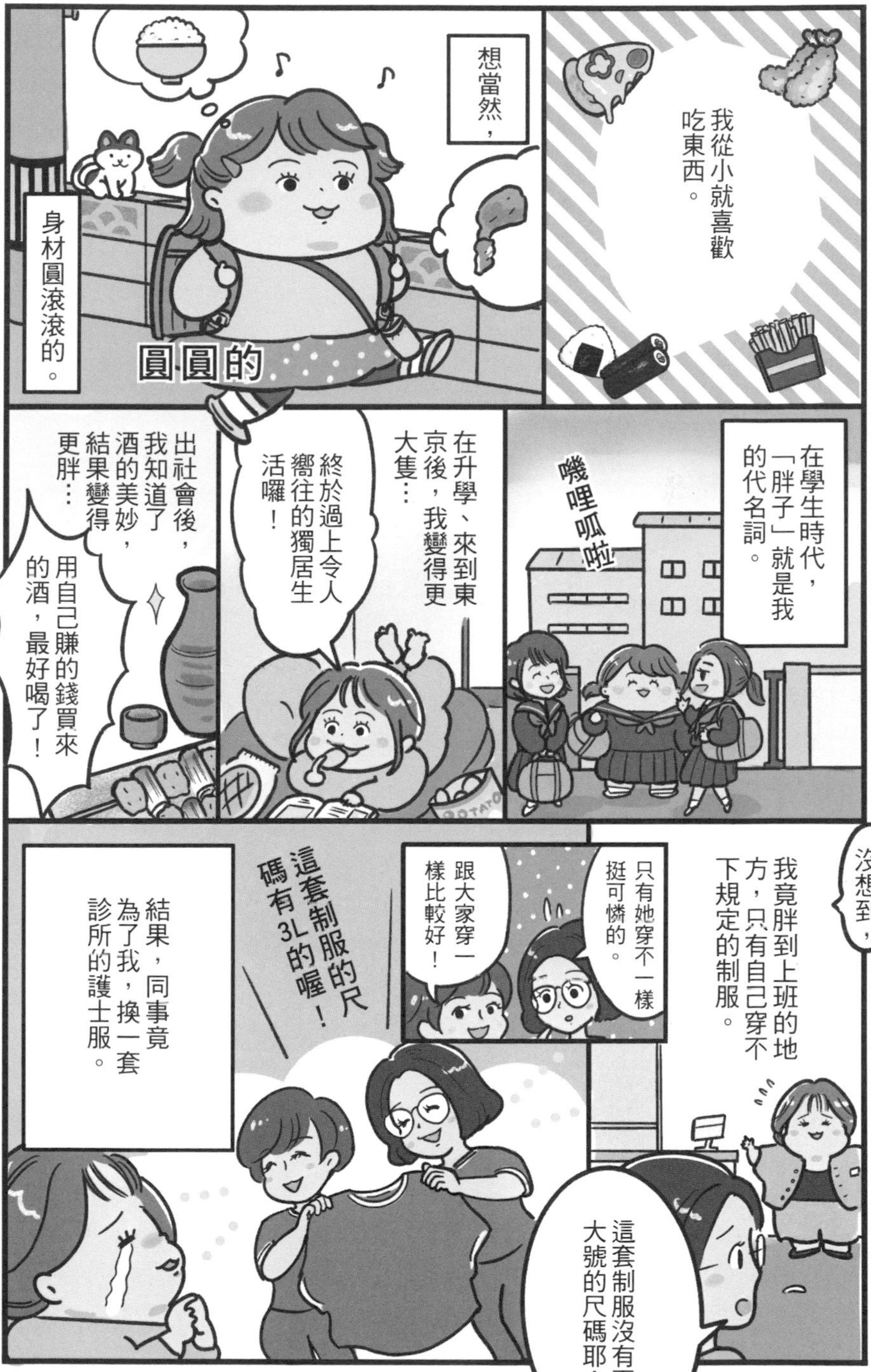

我從小就喜歡吃東西。
想當然，
身材圓滾滾的。
圓圓的
在學生時代，「胖子」就是我的代名詞。
嘰哩呱啦
在升學、來到東京後，我變得更大隻……
終於過上令人嚮往的獨居生活囉！
出社會後，我知道了酒的美妙，結果變得更胖……
用自己賺的錢買來的酒，最好喝了！
沒想到，
我竟胖到上班的地方，只有自己穿不下規定的制服。
只有她穿不一樣挺可憐的。
跟大家穿一樣比較好！
這套制服沒有更大號的尺碼耶……
這套制服的尺碼有3L的喔！
結果，同事竟為了我，換一套診所的護士服。

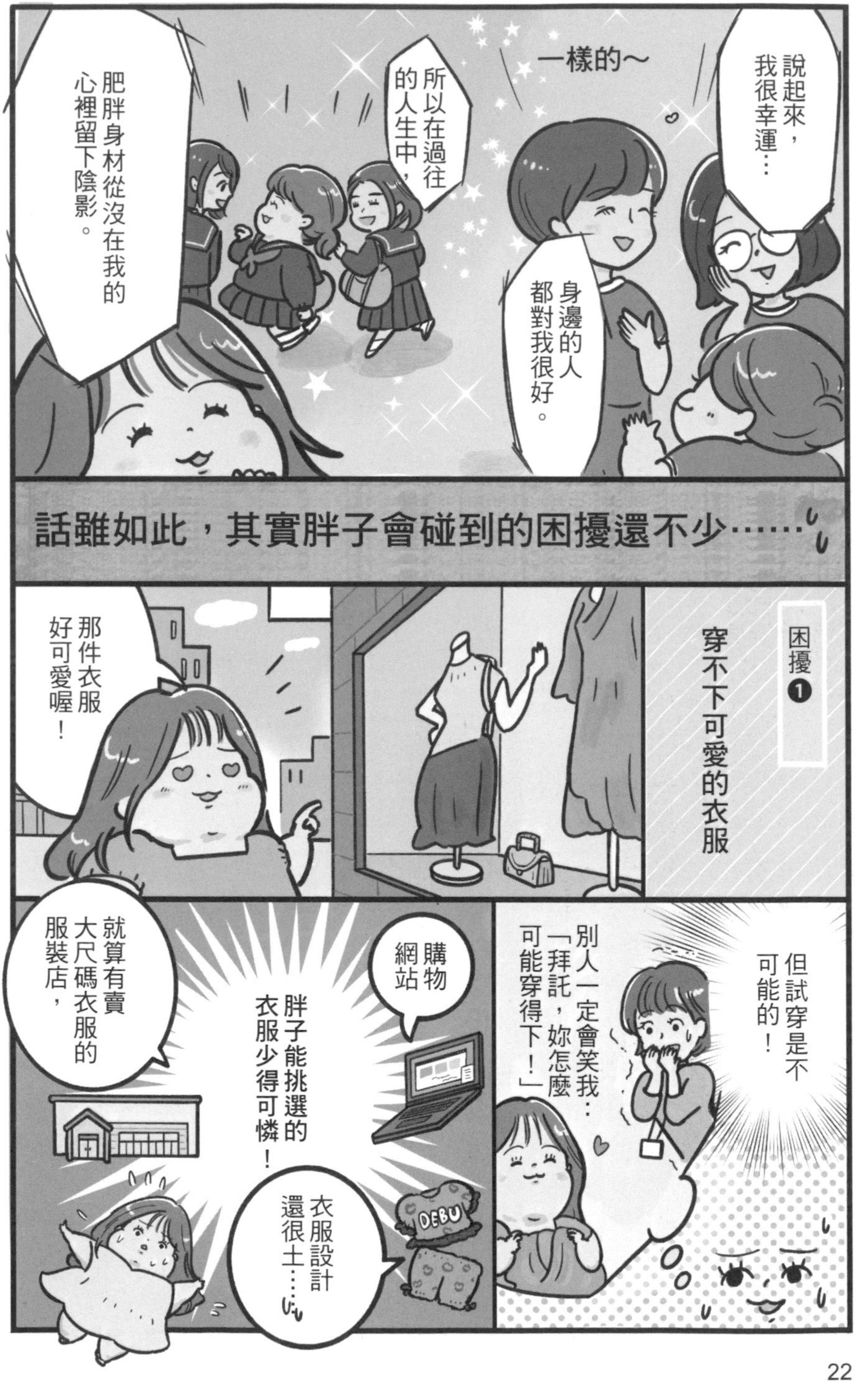
說起來，我很幸運……
身邊的人都對我很好。
一樣的～
所以在過往的人生中，
肥胖身材從沒在我的心裡留下陰影。
話雖如此，其實胖子會碰到的困擾還不少……
困擾❶
穿不下可愛的衣服
那件衣服好可愛喔！
但試穿是不可能的！
別人一定會笑我：「拜託，妳怎麼可能穿得下！」
購物網站
就算有賣大尺碼衣服的服裝店，
胖子能挑選的衣服少得可憐！
衣服設計還很土……
DEBU

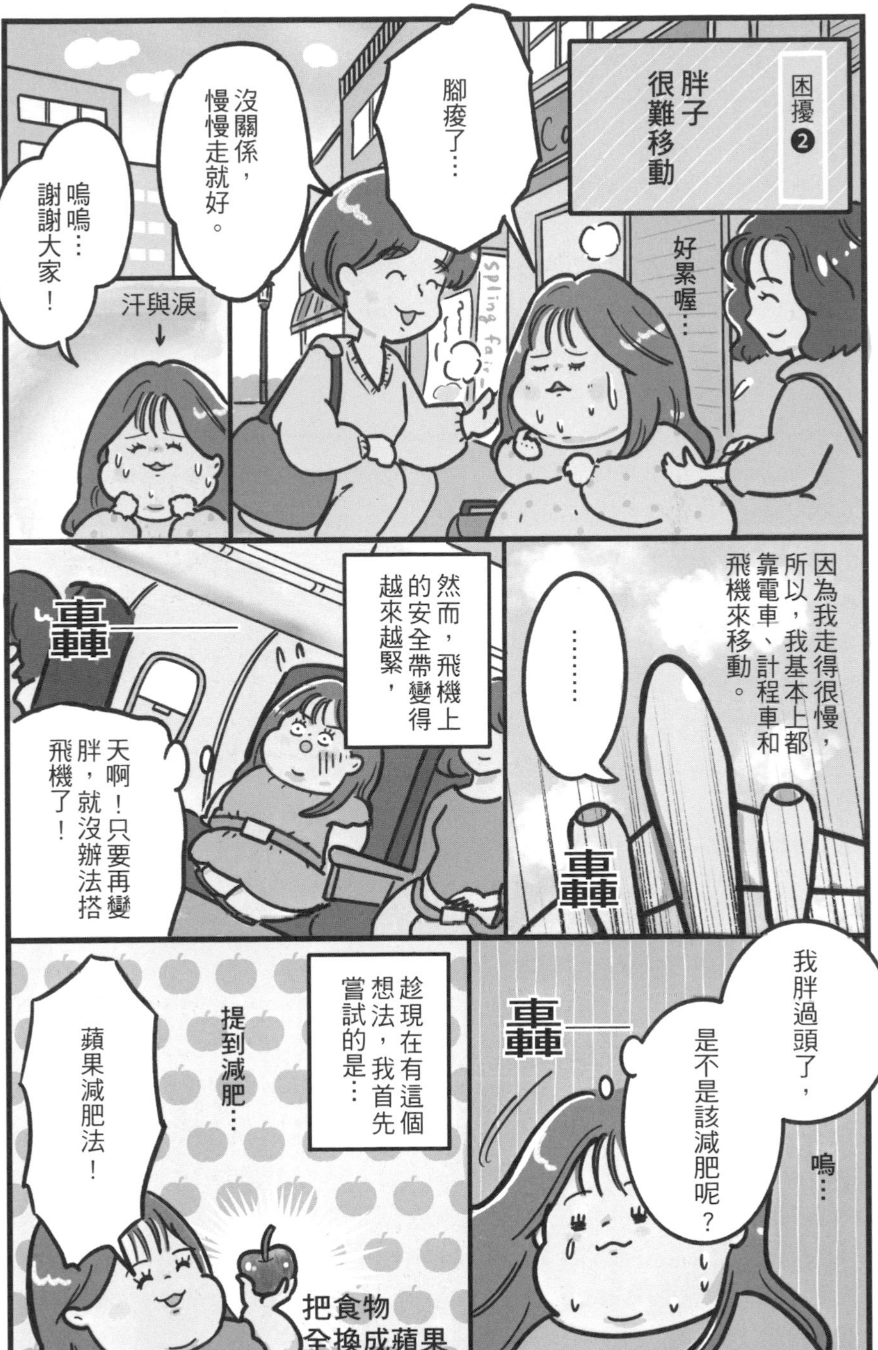

困擾❷
胖子很難移動
腳瘦了…
沒關係，慢慢走就好。
嗚嗚…謝謝大家！
汗與淚
好累喔…
因為我走得很慢，所以，我基本上都靠電車、計程車和飛機來移動。
………
轟
然而，飛機上的安全帶變得越來越緊，
轟
天啊！只要再變胖，就沒辦法搭飛機了！
我胖過頭了，是不是該減肥呢？
轟
嗚…
趁現在有這個想法，我首先嘗試的是…
提到減肥…
蘋果減肥法！
把食物全換成蘋果

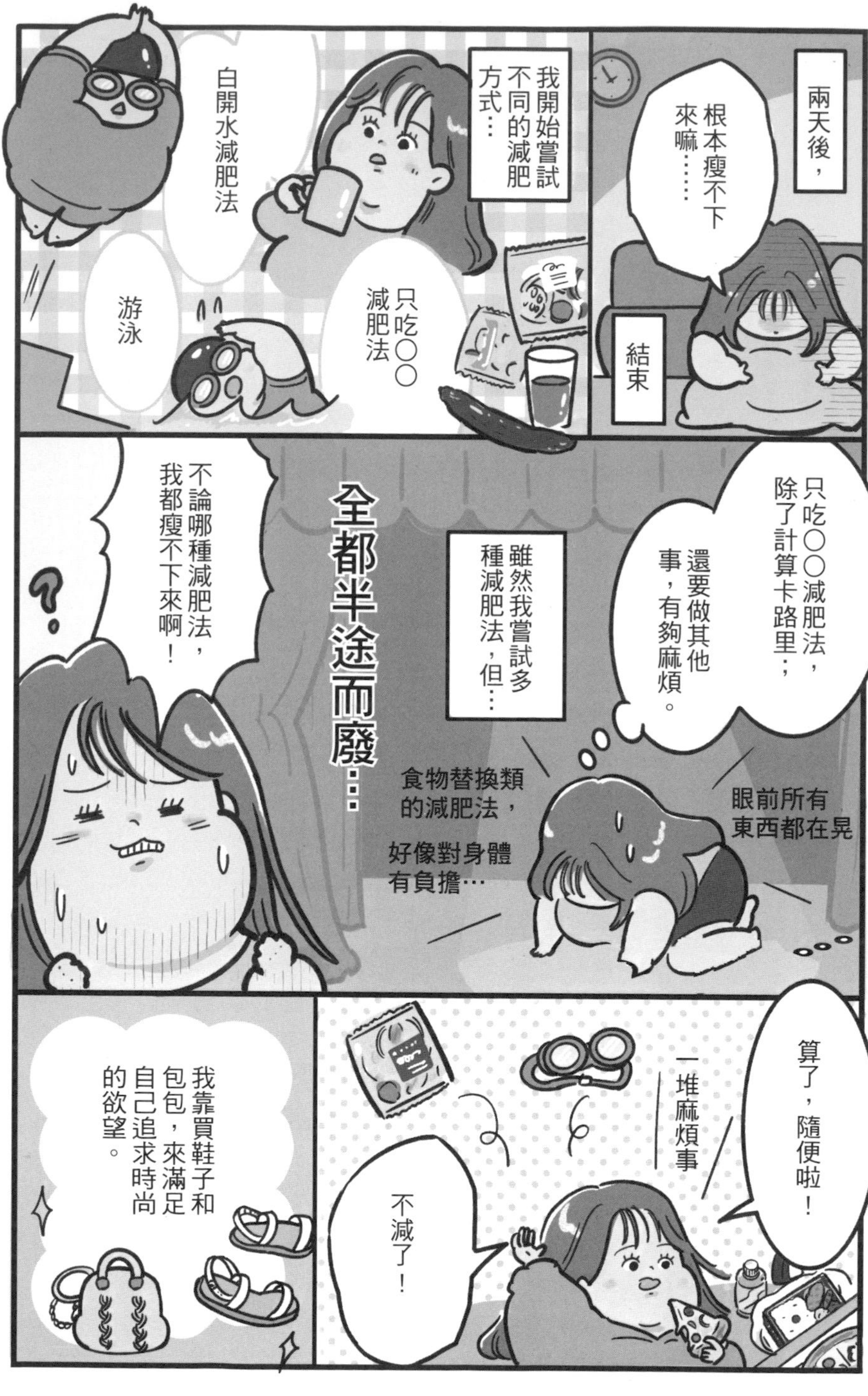

我開始嘗試不同的減肥方式…
白開水減肥法
游泳
只吃○○減肥法
兩天後，
根本瘦不下來嘛……
結束
只吃○○減肥法，除了計算卡路里；還要做其他事，有夠麻煩。
眼前所有東西都在晃
食物替換類的減肥法，
好像對身體有負擔…
雖然我嘗試多種減肥法，但…
全都半途而廢…
不論哪種減肥法，我都瘦不下來啊！
算了，隨便啦！
一堆麻煩事
不減了！
我靠買鞋子和包包，來滿足自己追求時尚的欲望。

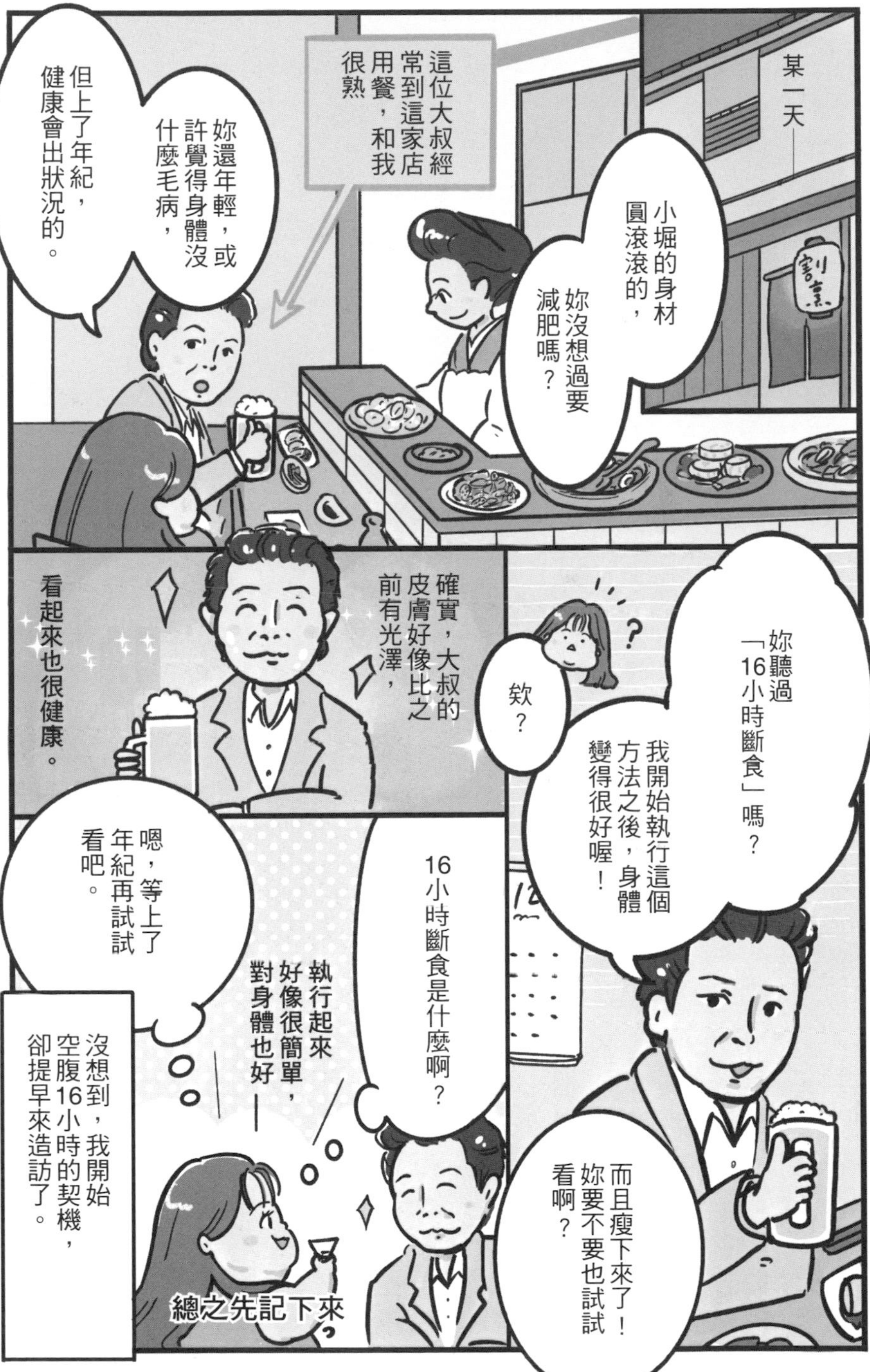
某一天—
小堀的身材圓滾滾的，
妳沒想過要減肥嗎？
這位大叔經常到這家店用餐，和我很熟
妳還年輕，或許覺得身體沒什麼毛病，
但上了年紀，健康會出狀況的。
妳聽過「16小時斷食」嗎？
欸？
我開始執行這個方法之後，身體變得很好喔！
而且瘦下來了！妳要不要也試試看啊？
確實，大叔的皮膚好像比之前有光澤，
看起來也很健康。
16小時斷食是什麼啊？
執行起來好像很簡單，對身體也好—
嗯，等上了年紀再試試看吧。
總之先記下來
沒想到，我開始空腹16小時的契機，卻提早來造訪了。

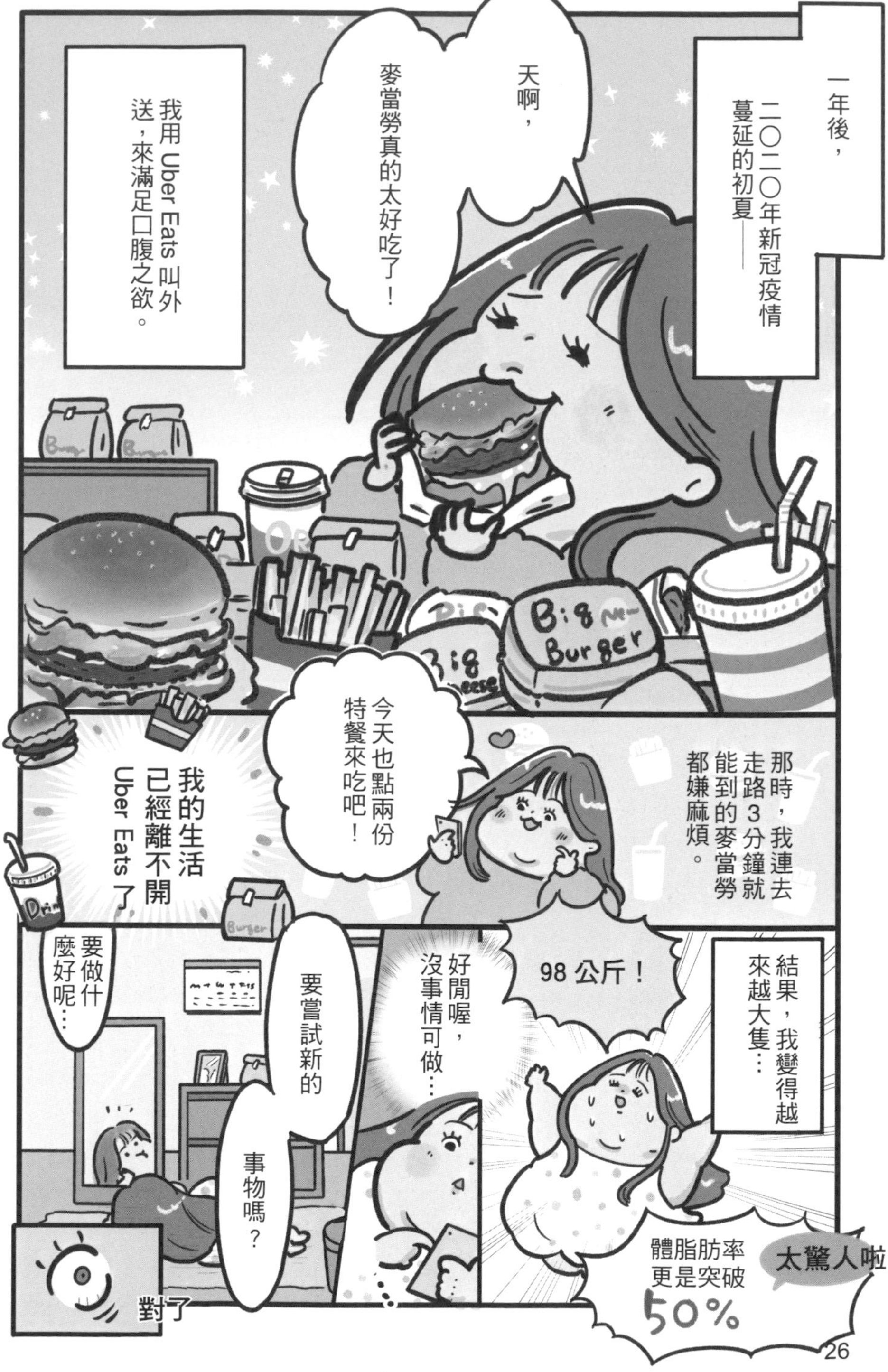
一年後，二〇二〇年新冠疫情蔓延的初夏——
天啊，麥當勞真的太好吃了！
我用 Uber Eats 叫外送，來滿足口腹之欲。
那時，我連去走路3分鐘就能到的麥當勞都嫌麻煩。
今天也點兩份特餐來吃吧！
我的生活已經離不開 Uber Eats 了
結果，我變得越來越大隻⋯⋯
98 公斤！
體脂肪率更是突破 50%
太驚人啦
好閒喔，沒事情可做⋯⋯
要當試新的事物嗎？
要做什麼好呢⋯⋯
對了

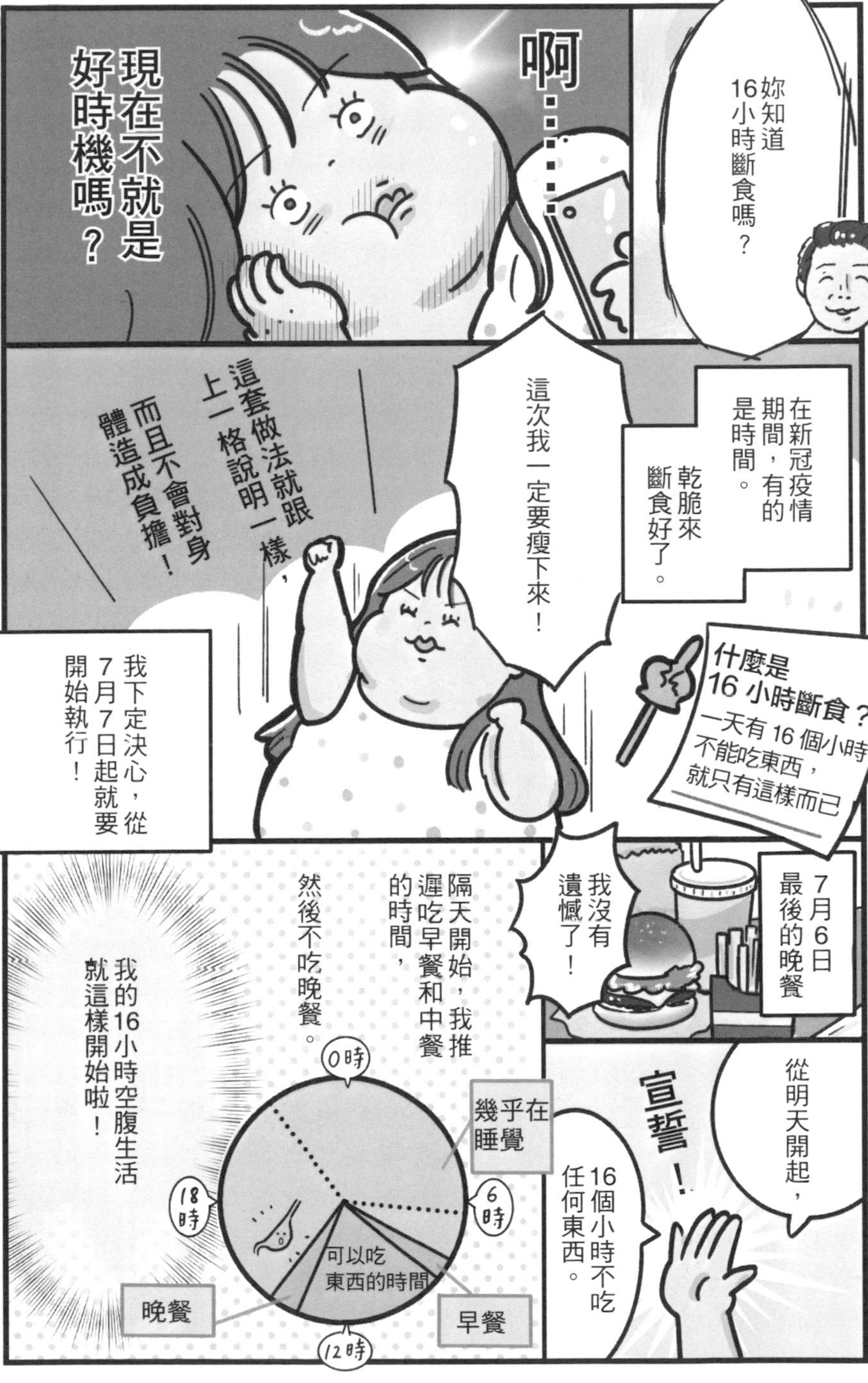
妳知道16小時斷食嗎？
啊……
現在不就是好時機嗎？
在新冠疫情期間，有的是時間。乾脆來斷食好了。
這次我一定要瘦下來！
這套做法就跟上一格說明一樣，而且不會對身體造成負擔！
什麼是16小時斷食？
一天有16個小時不能吃東西，就只有這樣而已
我下定決心，從7月7日起就要開始執行！
7月6日最後的晚餐
我沒有遺憾了！
隔天開始，我推遲吃早餐和中餐的時間，然後不吃晚餐。
0時
幾乎在睡覺
6時
18時
可以吃東西的時間
晚餐
早餐
12時
我的16小時空腹生活就這樣開始啦！
從明天開起，
16個小時不吃任何東西。
宣誓！

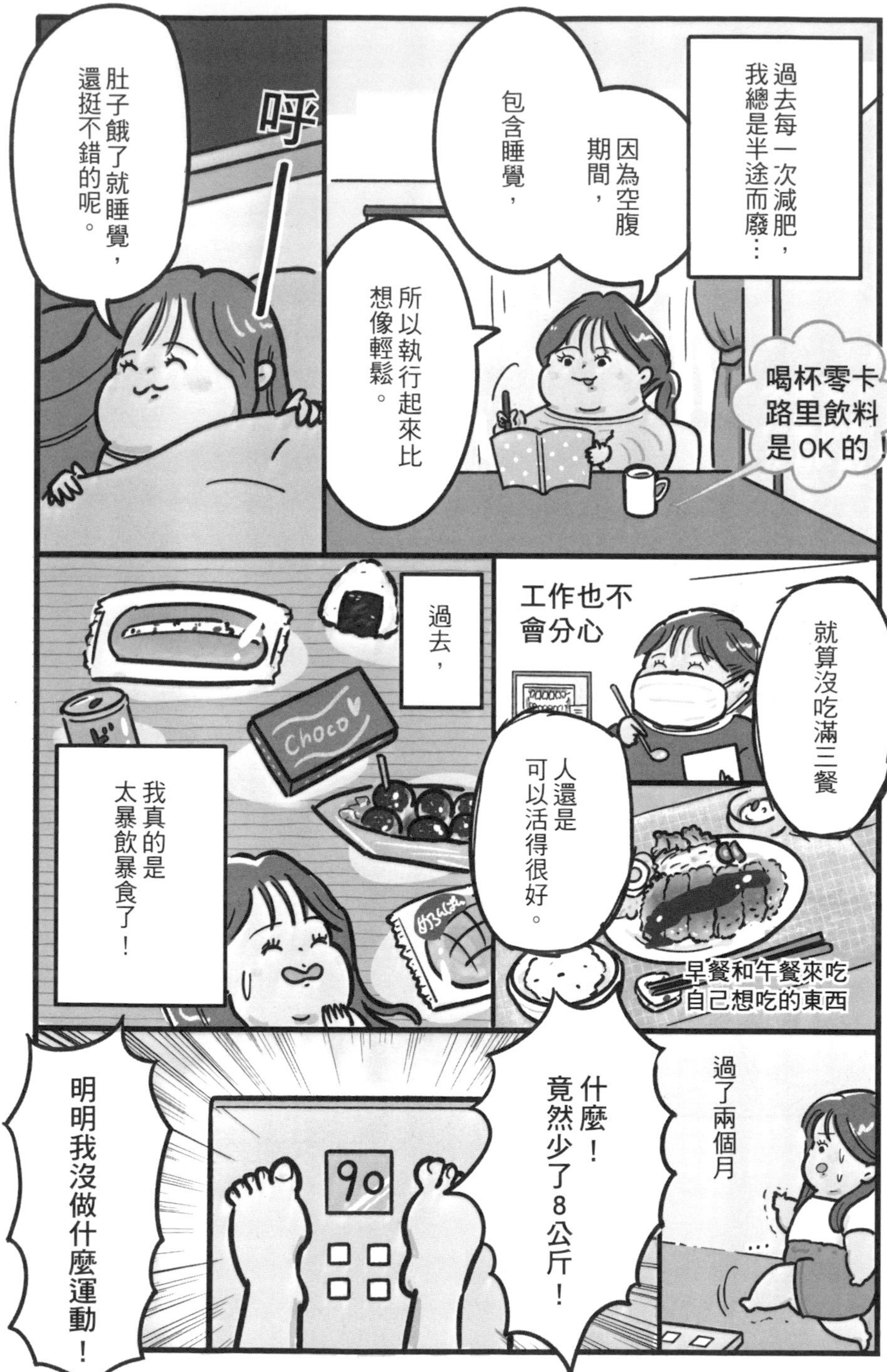
過去每一次減肥，我總是半途而廢…
因為空腹期間，
包含睡覺，
所以執行起來比想像輕鬆。
喝杯零卡路里飲料是OK的！
呼——
肚子餓了就睡覺，還挺不錯的呢。
工作也不會分心
就算沒吃滿三餐
人還是可以活得很好。
早餐和午餐來吃自己想吃的東西
過去，
我真的是太暴飲暴食了！
過了兩個月
…
什麼！竟然少了8公斤！
明明我沒做什麼運動！

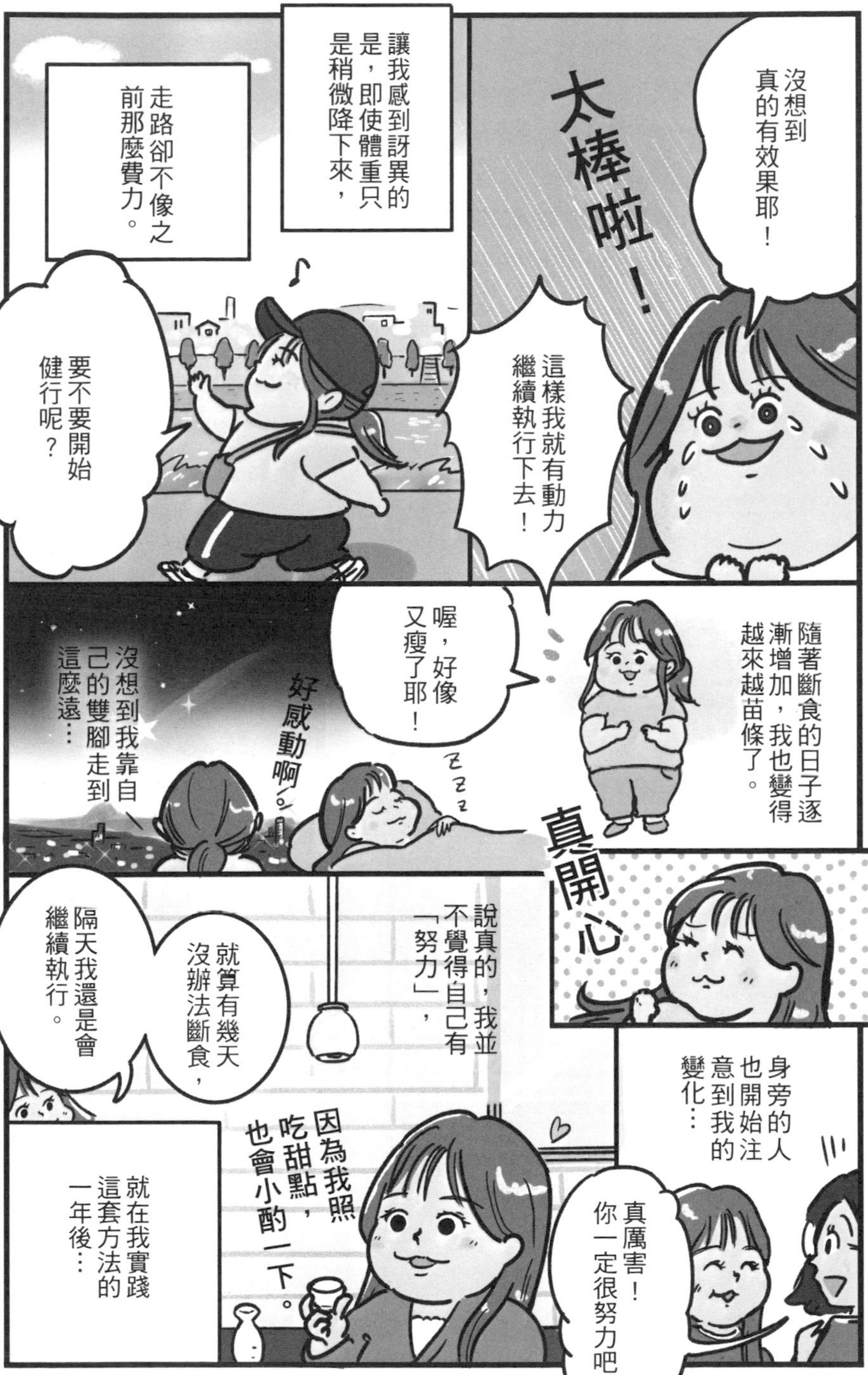
沒想到真的有效果耶！
太棒啦！！
這樣我就有動力繼續執行下去！
讓我感到訝異的是，即使體重只是稍微降下來，
走路卻不像之前那麼費力。
要不要開始健行呢？
隨著斷食的日子逐漸增加，我也變得越來越苗條了。
喔，好像又瘦了耶！
真開心
沒想到我靠自己的雙腳走到這麼遠……
好感動啊
身旁的人也開始注意到我的變化……
真厲害！你一定很努力吧！
說真的，我並不覺得自己有「努力」，
就算有幾天沒辦法斷食，
隔天我還是會繼續執行。
因為我照吃甜點，也會小酌一下。
就在我實踐這套方法的一年後……

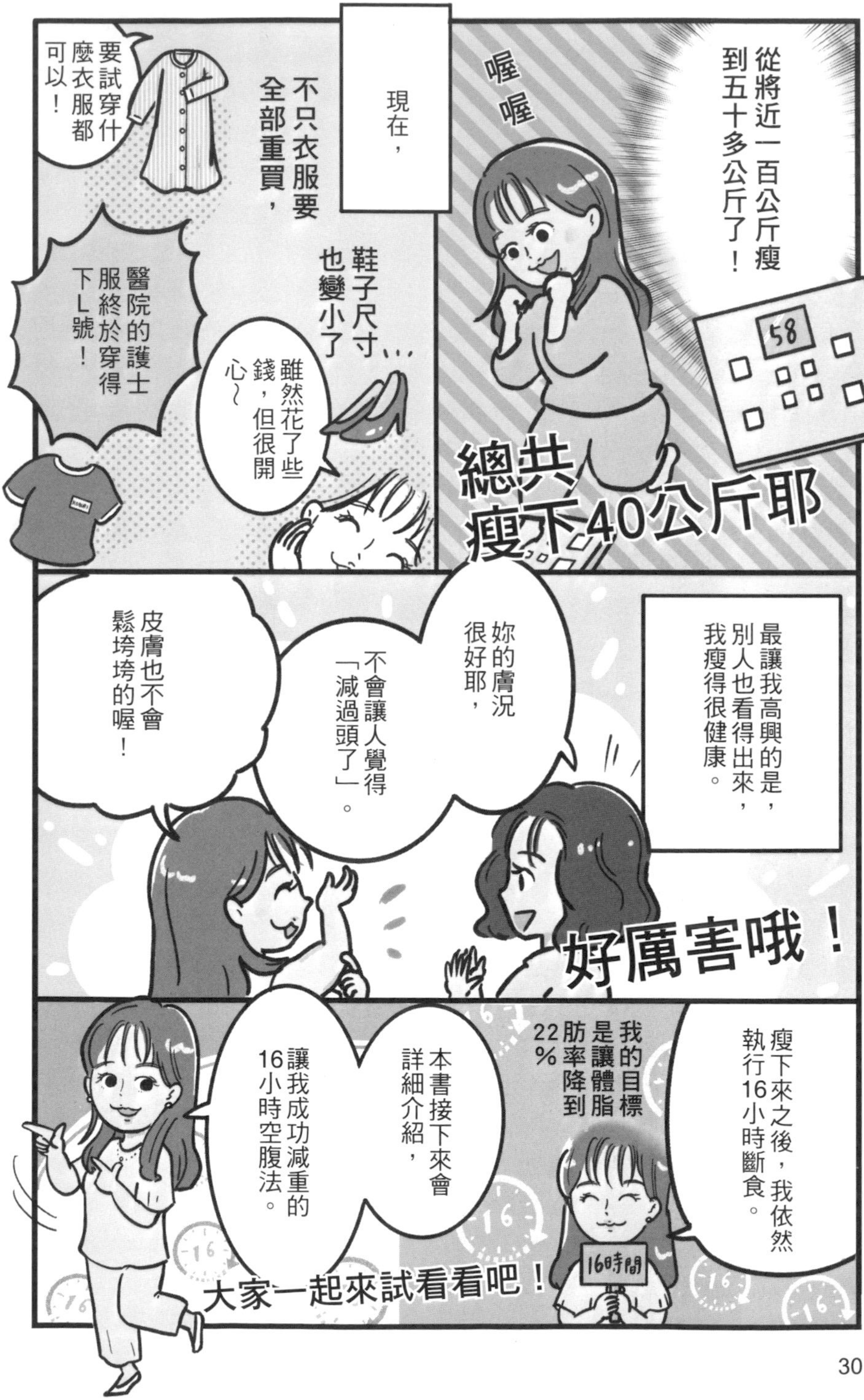
從將近一百公斤瘦到五十多公斤了！
喔喔
58
總共瘦下40公斤耶
現在，
不只衣服要全部重買，
鞋子尺寸也變小了…
雖然花了些錢，但很開心～
要試穿什麼衣服都可以！
醫院的護士服終於穿得下L號！
最讓我高興的是，別人也看得出來，我瘦得很健康。
好厲害哦！
妳的膚況很好耶，
不會讓人覺得「減過頭了」。
皮膚也不會鬆垮垮的喔！
瘦下來之後，我依然執行16小時斷食。
我的目標是讓體脂肪率降到22％
16時間
本書接下來會詳細介紹，
讓我成功減重的16小時空腹法。
大家一起來試看看吧！

第1章

這不是減肥，是新生活型態

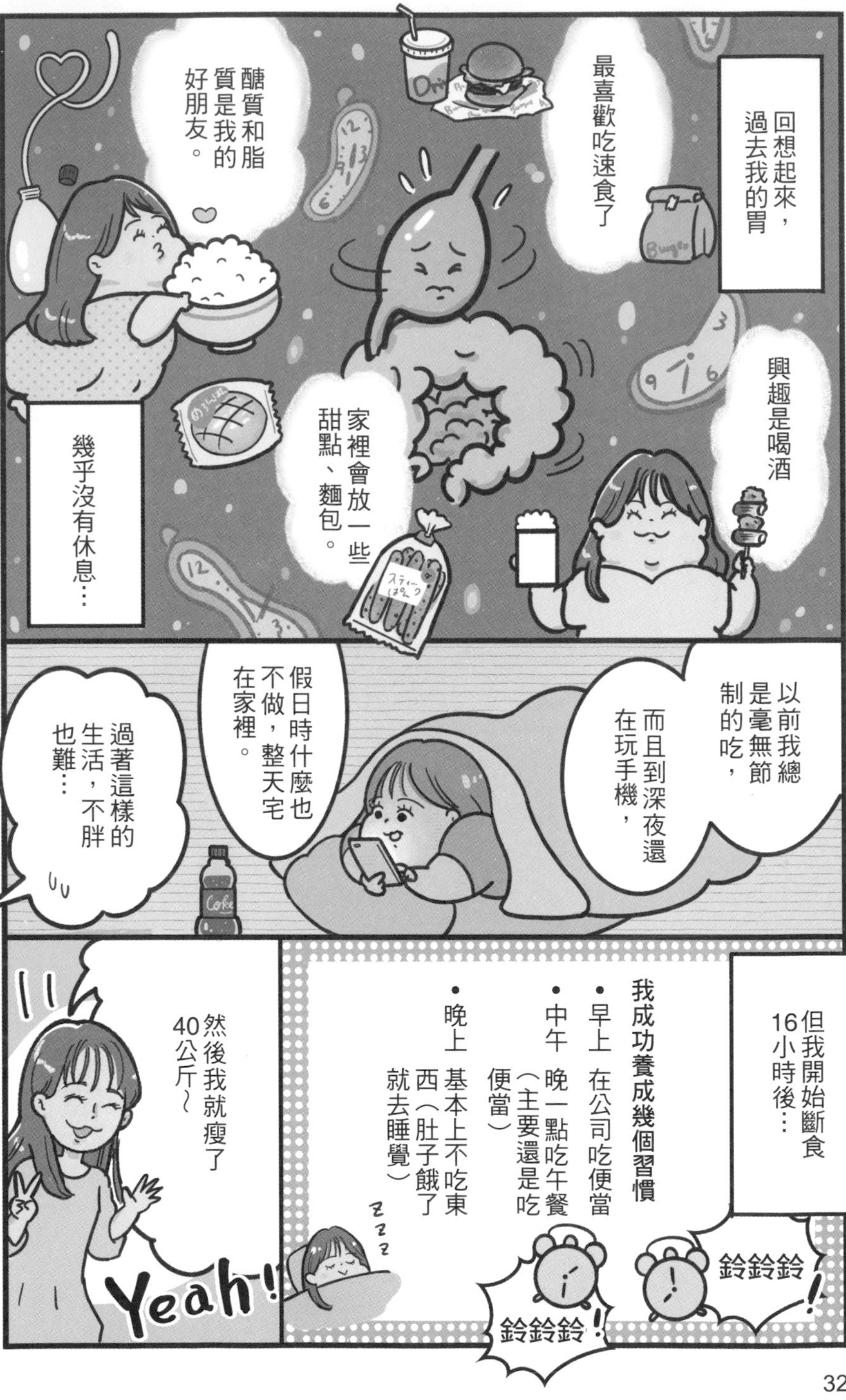
回想起來，過去我的胃
最喜歡吃速食了
醣質和脂質是我的好朋友。
興趣是喝酒
家裡會放一些甜點、麵包。
幾乎沒有休息…
以前我總是毫無節制的吃，
而且到深夜還在玩手機，
假日時什麼也不做，整天宅在家裡。
過著這樣的生活，不胖也難…
但我開始斷食16小時後…
我成功養成幾個習慣
•早上 在公司吃便當
•中午 晚一點吃午餐（主要還是吃便當）
•晚上 基本上不吃東西（肚子餓了就去睡覺）
鈴鈴鈴！
鈴鈴鈴！
然後我就瘦了40公斤～
Yeah!

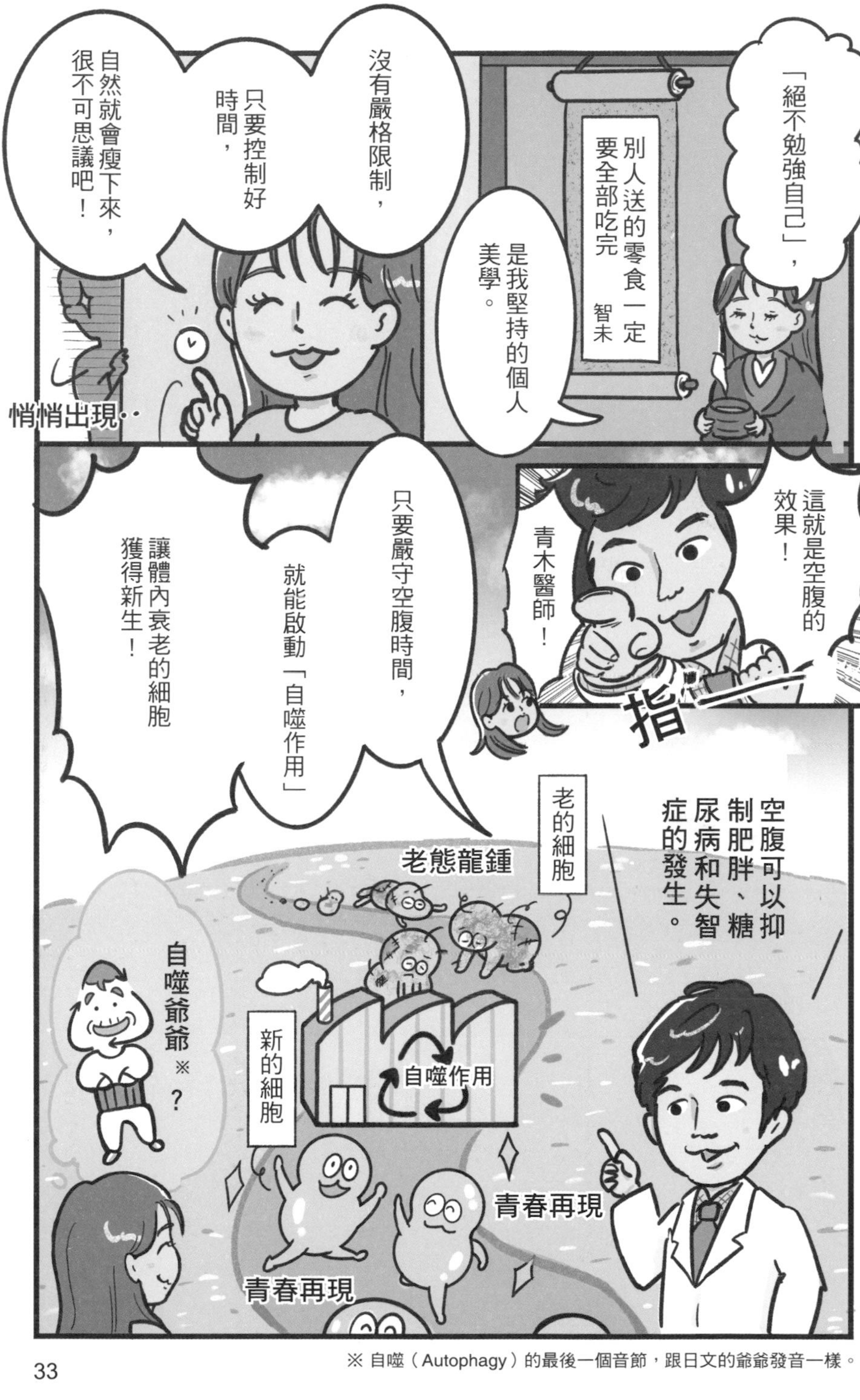
「絕不勉強自己」，
別人送的零食一定要全部吃完 智未
是我堅持的個人美學。
沒有嚴格限制，
只要控制好時間，
自然就會瘦下來，很不可思議吧！
悄悄出現‥
這就是空腹的效果！
青木醫師！
指
只要嚴守空腹時間，
就能啟動「自噬作用」
讓體內衰老的細胞獲得新生！
空腹可以抑制肥胖、糖尿病和失智症的發生。
老的細胞
老態龍鍾
自噬作用
新的細胞
自噬爺爺※？
青春再現
青春再現

※ 自噬（Autophagy）的最後一個音節，跟日文的爺爺發音一樣。

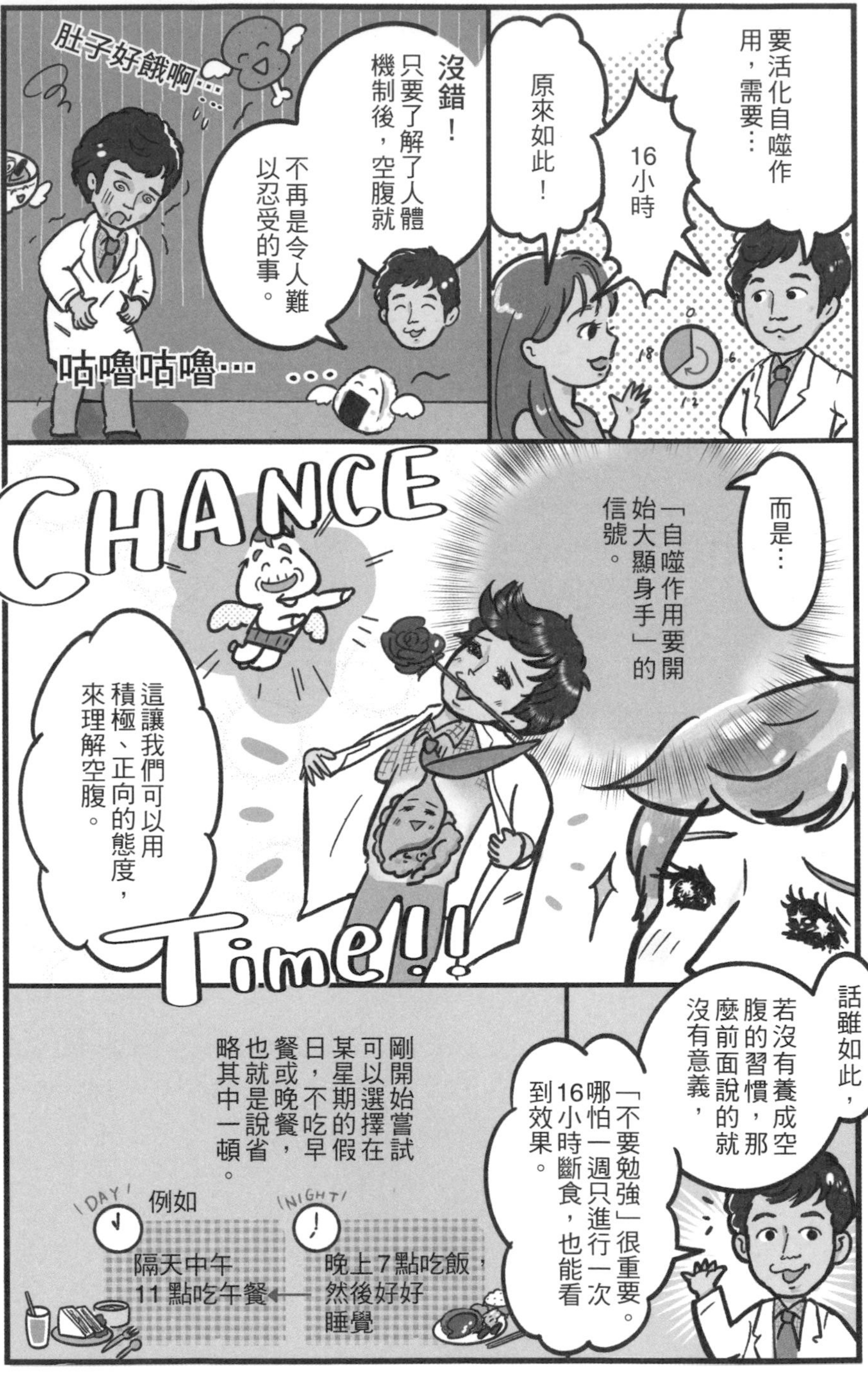
要活化自噬作用，需要…
16小時
原來如此！
沒錯！
只要了解了人體機制後，空腹就不再是令人難以忍受的事。
肚子好餓啊…
咕嚕咕嚕…
而是…
「自噬作用要開始大顯身手」的信號。
這讓我們可以用積極、正向的態度，來理解空腹。
CHANCE
Time!!
話雖如此，
若沒有養成空腹的習慣，那麼前面說的就沒有意義，
「不要勉強」很重要。哪怕一週只進行一次16小時斷食，也能看到效果。
剛開始嘗試可以選擇在某星期的假日，不吃早餐或晚餐，也就是說省略其中一頓。
例如
NIGHT
晚上7點吃飯，然後好好睡覺
DAY
隔天中午11點吃午餐

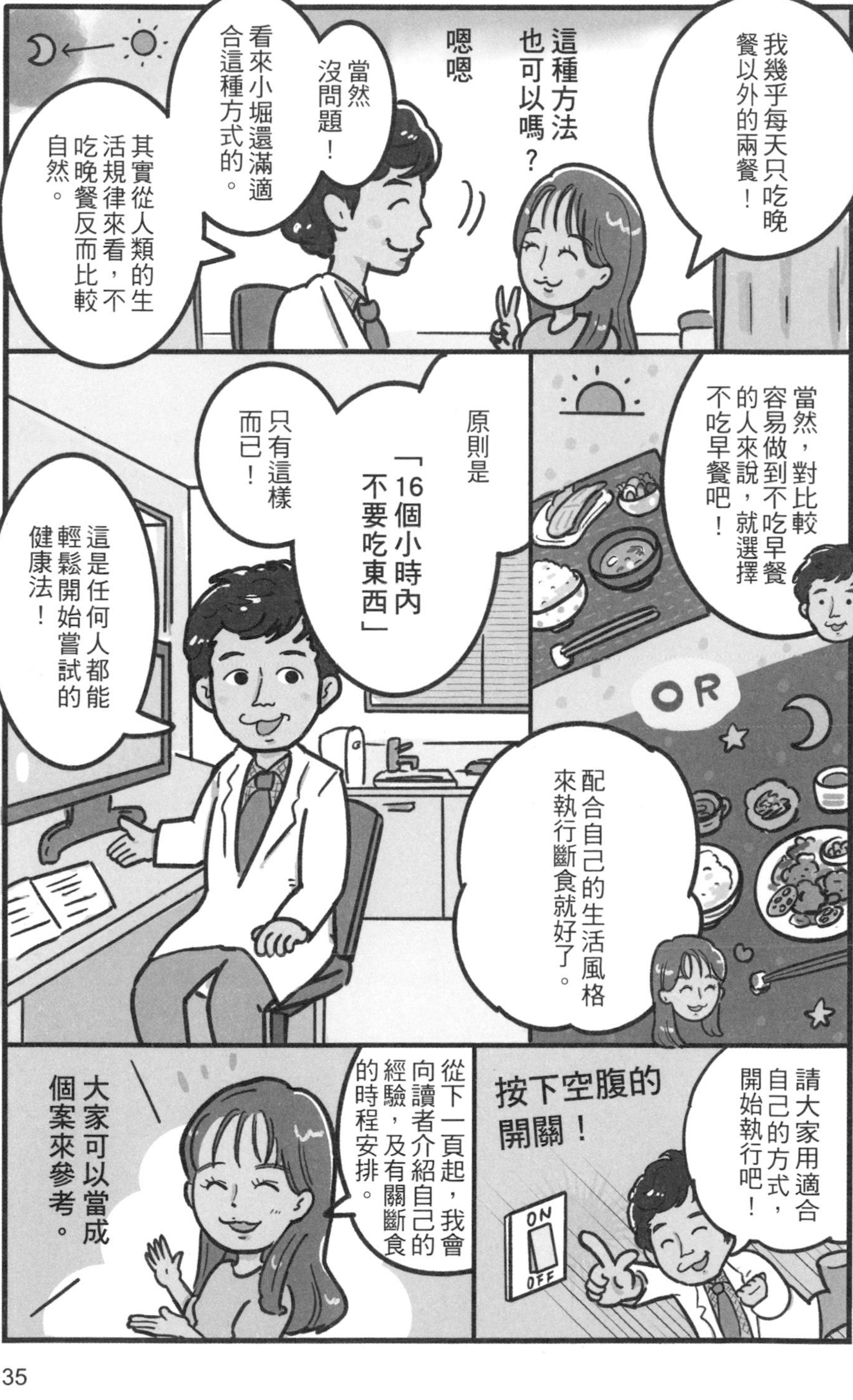
我幾乎每天只吃晚餐以外的兩餐！
這種方法也可以嗎？
嗯嗯
當然沒問題！
看來小堀還滿適合這種方式的。
其實從人類的生活規律來看，不吃晚餐反而比較自然。
當然，對比較容易做到不吃早餐的人來說，就選擇不吃早餐吧！
OR
配合自己的生活風格來執行斷食就好了。
原則是
「16個小時內不要吃東西」
只有這樣而已！
這是任何人都能輕鬆開始嘗試的健康法！
請大家用適合自己的方式，開始執行吧！
按下空腹的開關！
ON
OFF
從下一頁起，我會向讀者介紹自己的經驗，及有關斷食的時程安排。
大家可以當成個案來參考。

因為家人疼愛，我胖到九十八公斤

小學一年級

小學一年級學生的平均體重

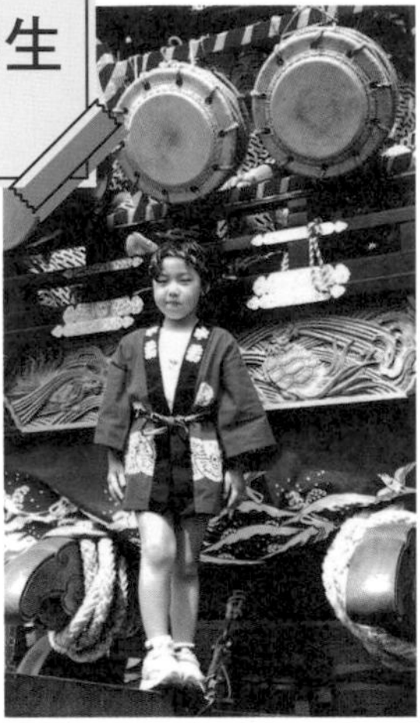

這是參加成田山祇園祭時拍的照片。我從幼稚園到小學一年級為止都很瘦，那時大概是人生中異性緣最好的時候了。
我作夢也想不到，在那之後自己變得愛吃，導致身材走樣！

小堀在孩提時，食量很小。

由於當時的她不愛吃飯，總說：「肚子很飽，我不要吃飯。」所以家人都很擔心她的身體。

但就在某天，小堀突然體會到「吃東西」的美妙：「白飯好可口啊！」

家人看到她的改變後，都十分歡欣，他們希望小堀能順利成長，便鼓勵她：「想吃多少，就吃多少吧！」在家人的關愛和養育下，小堀吃了許多美食，長成頭好壯壯的女孩。

然而，從那之後，她變得越來越容易嘴饞了。

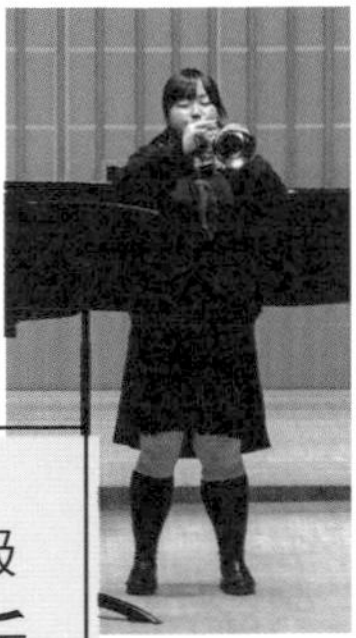

國中三年級

65 公斤

我的肺活量很好，所以報名吹奏樂器大賽。我當時為了讓自己的腿看起來細一點，所以穿上深藍色襪子，但效果好像不太好。

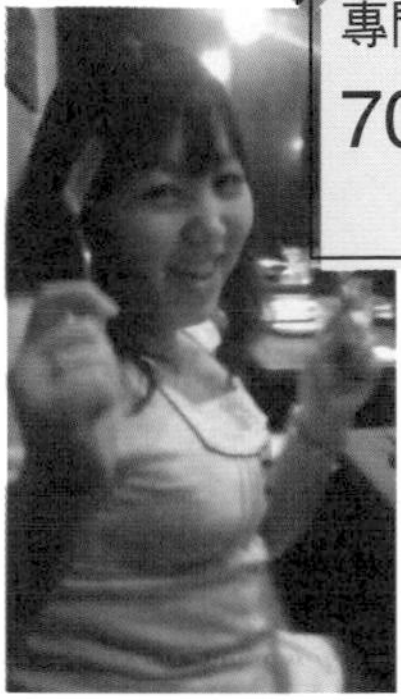

專門學校時代

70 公斤

念專門學校時，我雖然每天帶便當去學校，但因便當根本不夠吃，所以我都會另外買麵包來吃。如果當時就知道 16 小時斷食，應該可以瘦下 20 公斤吧。

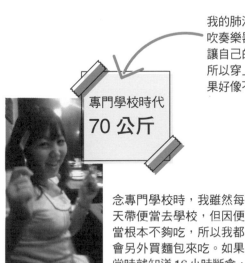

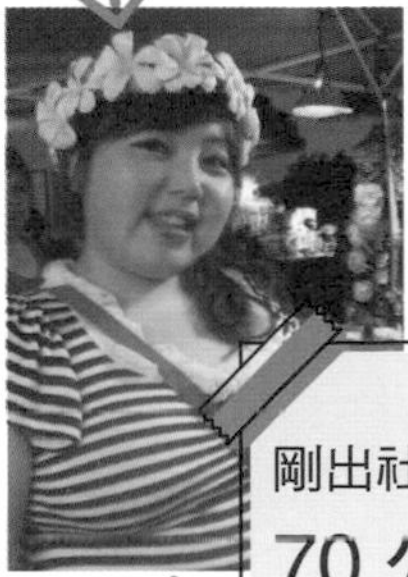

剛出社會時

70 公斤

去關島旅行時拍的照片。沒想到在南方島嶼上，胖竟然是美的標準！我當時想，如果將來在日本結不了婚，我就到國外去找老公好了。

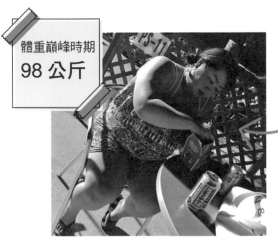

體重巔峰時期

98 公斤

我的體重最重時期，很容易流汗，步行速度也很慢。現在看到這張照片，真想好好訓斥過去沒下定決心要瘦下來的自己。

這是去朋友家聚會喝酒時拍的照片。我每週會參加這樣的聚會一次以上。儘管參加聚會會讓我中斷斷食，但仍然不妨礙我在短時間內，瘦了 13 公斤。

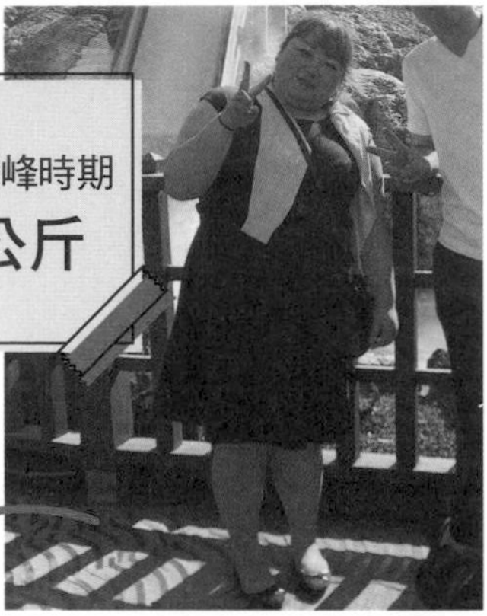

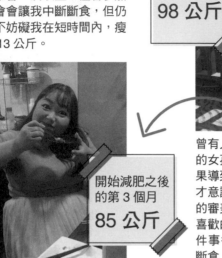

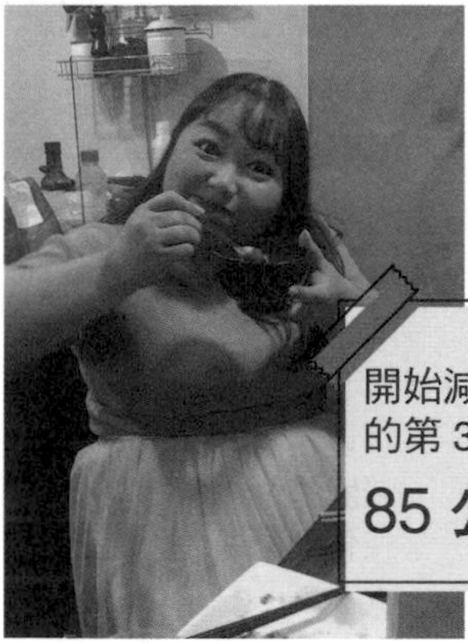

曾有人和我說：「我喜歡肉肉的女孩。」我聽了很高興，結果導致體重持續增加。後來我才意識到，與其只符合某個人的審美觀，不如成為多數人都喜歡的類型會更幸福。領悟這件事後，我開始執行 16 小時斷食。

減肥，是最好的整形

十六小時空腹，就是一天連續十六個小時不吃東西。在這以外的時間裡，人們可以想吃什麼，就吃什麼，就算遇到無法執行的日子也沒關係。

斷食不應當作是暫時性的減肥法，而該視為一種新的生活型態。

小堀曾說：「斷食十六小時，既簡單又沒有負擔，像**我這種沒有意志力的人，都有自信能執行一輩子**」。

小堀更表示，她現在依然會享受自己喜

開始減肥之後的第九個月

62 公斤

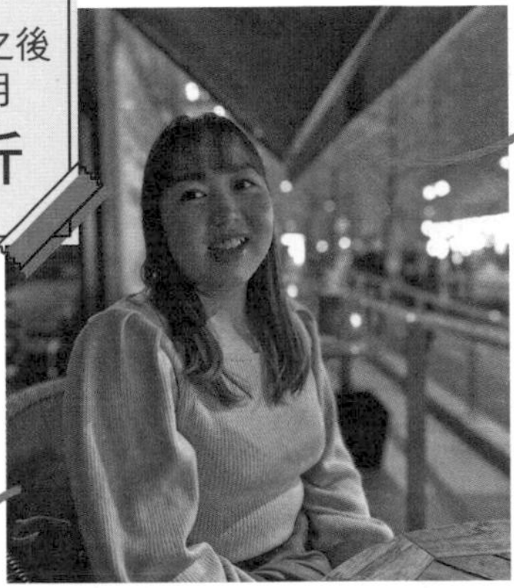

許久不見的朋友和工作上會接觸到的人，他們都對我的改變感到驚訝「妳瘦了耶！」
瘦下來後，我變得積極正向，我原本不喜歡出門，現在也會一有事就往外頭跑了。

此時的我，終於可以在一般的服裝店買可愛的衣服了。此外，眼睛的輪廓變得明顯，讓我意識到，原來減肥是最好的整形。之後我盡量只化淡妝，化妝品的用量越來越少。

美美的現在

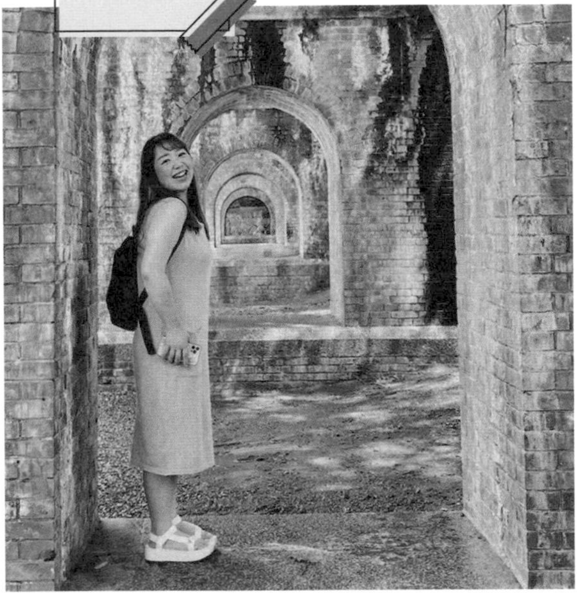

愛的美食，但身材卻不會因此走樣，也從不擔心自己會復胖。

平日篇 上班時間，我何時吃？何時不吃？

不吃東西的時間：

下午3點至隔天早上8點

- 早、午餐吃自己想吃的東西，但不吃晚餐。
- 因為空腹時段中，約有七小時在睡覺，所以執行起來並不困難。
- 原則上，執行十六小時斷食的過程中，若忍不住想吃點東西時，也只能攝取零卡路里的食物。不過，我認為「攝取蛋白粉也沒關係」，所以會這麼做。

早上6點50分

起床

確認社群網站（SNS）上的訊息

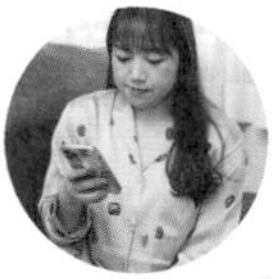

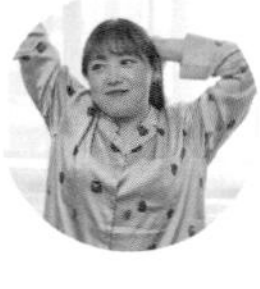

早上7點

喝蛋白粉（Protein）

「對我來說，喝蛋白粉和十六小時斷食沒有關係，純粹是為了讓自己長肌肉。」

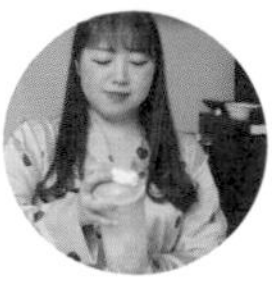

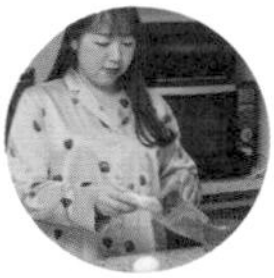

做便當（早餐和午餐）

「便當有事先準備的水煮雞胸肉、水煮蛋、納豆、韓式泡菜、味噌湯以及冷凍的玄米飯。」

早上7點30分

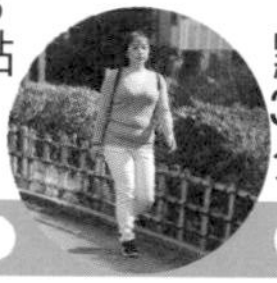

上班兼健走（約四十分鐘）

「在體重逐漸降下來的兩個月後，我自然而然的開始走路上班。我發現這麼做對於大幅減少體重有莫大的幫助。」

早上8點

抵達工作地點

在公司吃便當當作早餐

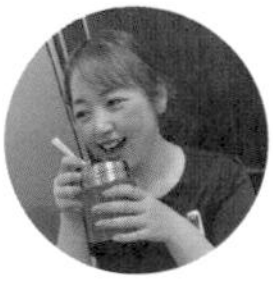

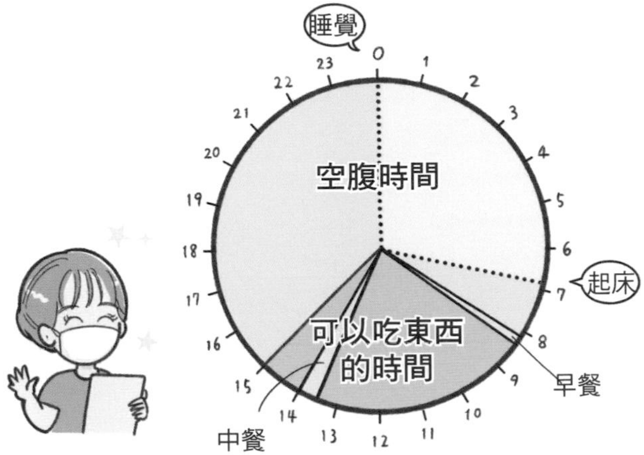

- **早上9點30分～下午1點30分** 工作
  我是口腔衛生師。

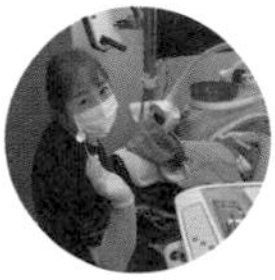

- **下午1點30分** 午餐時段和同事邊聊天，邊吃自己準備的便當
  「午餐便當菜色和早餐一樣。這麼做不是為了減肥，只是方便，還可以減少花在料理上的時間。」
- **下午3點～晚上7點30分** 工作
- **晚上7點30分** 下班回家兼健走（約六十分鐘）
  「有時我會先繞公園一圈之後，才走路回家。」
- **晚上9點～晚上10點** 洗澡
- **晚上10點～晚上11點** 肌膚保養、按摩
- **晚上12點** 就寢

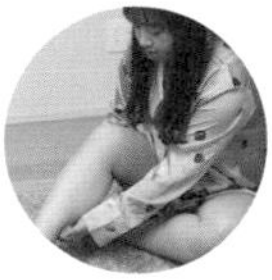

假日篇 週末有聚會，怎麼辦？

不吃東西的時間：

下午3點至隔天中午12點30分

- 睡飽才起床，醒來後，如果肚子不餓，就不吃早餐了。
- 因為我不會拒絕朋友的喝酒聚會和外出的邀約，所以不會因斷食而產生壓力。
- 自從瘦下來後，我更重視身體健康，開始會健走和做重訓。運動配合十六小時斷食，會提升瘦身效果。

早上7點～早上9點

起床

喝蛋白粉

健走（約二十分鐘）

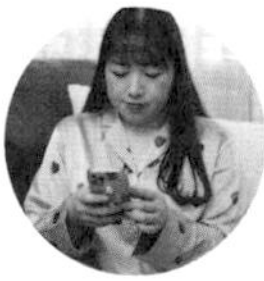

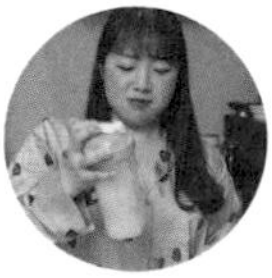

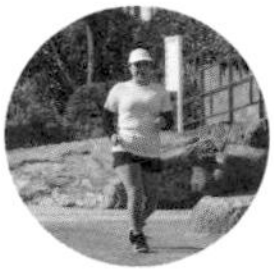

上午11點～中午12點30分

上健身房

「瘦下來後，過了一年半，我開始嘗試重訓。」

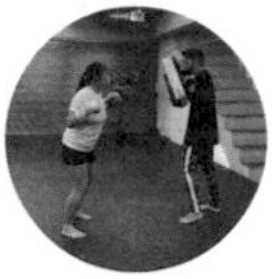

中午12點30分

出門買東西

吃午餐

「停止空腹。假日的斷食時間比平日稍長一點。隔天繼續執行。」

料理食材

「準備好用於下週便當裡的水煮雞胸肉。」

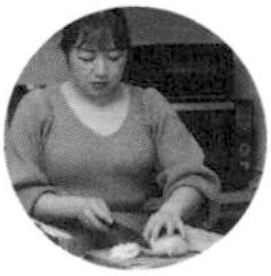

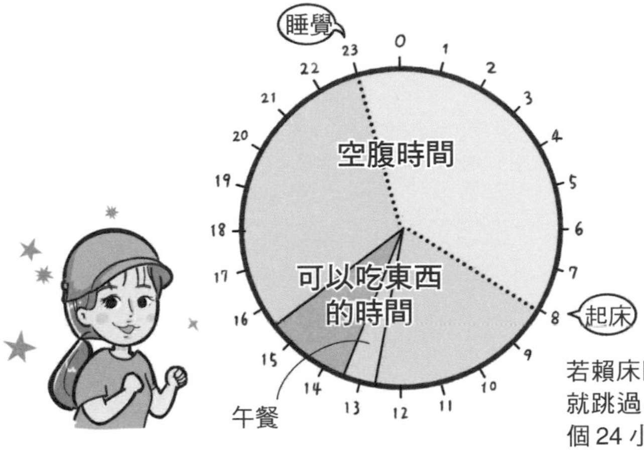

若賴床睡過頭了就跳過早餐，來個 24 小時斷食

下午5點之後
自由活動
「遇到下雨天，我會在家裡踩健身腳踏車，取代健行。假日時，我不會像平日這麼注重打扮。」

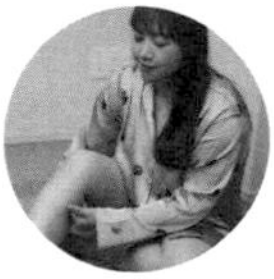

晚上8點～晚上8點30分
洗澡

晚上8點30分～晚上11點
肌膚保養、按摩

晚上11點
就寢

每週大約一次，晚上7點30分後
喝酒聚會
「只要碰到喝酒聚會的日子，我會暫停斷食一天。」

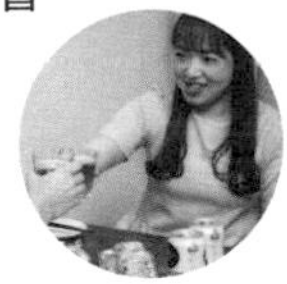

延長不吃東西的時間

十六小時空腹法除了具有減肥效果，對美容、保健及抗老化等也很有效，是**備受全球醫學界所矚目的飲食法**。

比起其他飲食法，斷食最不同的地方在於，**它不會限制「吃的種類」，而是把重點放在「延長不吃東西的時間」**。

只要這麼做，人們就能自然的瘦下來，以健康的方式改善體質。

斷食十六小時的理論，源自於在二〇一六年獲得「諾貝爾生理學或醫學獎」，同時也是東京工業大學榮譽教授的大隅良典，對「自噬作用」做的研究。

之後醫學博士青木醫師，再以最新的醫學實證為基礎，藉由著作《空腹才是最強的良藥》向大眾公開，繼而在社會上獲得廣泛的關注。

十六小時空腹法只有一條規定：**維持十六個小時不要吃東西**。若能遵守這條規定，人們自然不會飲食無度，還可以期待體內出現下列良性變化：

- 脂肪開始分解，改善因肥胖導致的生理問題。
- 消除內臟的疲勞，提高臟器的功能，增強免疫力。
- 細胞獲得新生，身體和皮膚上出現的毛病獲得改善，減緩老化的速度。
- 血糖值下降，血管病變不再惡化。

包含睡覺時間，長時間空腹很簡單

近年來有關「斷食」（Fasting）的資訊越來越普及。

然而，不少人充滿疑惑：「我到底該相信哪一種斷食法？」或者，有些人聽過實踐長時間斷食或其他類型斷食法的人，分享心得：「不吃東西很辛苦。」、「因為很難受，所以中途就放棄了。」、「（執行斷食時喝的）營養補充飲品很花錢……。」而感到卻步。

請各位讀者放心，根據青木醫師從醫學論文中整理出來的結論顯示，**想獲得斷食的效果，只要空腹十六個小時就夠了**。

另外，青木醫師在診療過程中，從病患身上得到的臨床結果，以及讀過其著作的讀者給予的回饋，都支持「只要空腹十六小時，就能得到相當顯著的效果」這種說法。話雖如此，仍有人覺得，十六個小時不吃東西「好像很難受」、「我做不到」。

對於有這種想法的人，請問你們一天睡幾個小時呢？

根據日本總務省二〇一六年的調查結果顯示，日本人（十歲以上）的平均睡眠時間為七小時四十分鐘（按：根據臺灣睡眠醫學學會在二〇一七年的市調顯示，臺灣人平均睡眠時間約為七小時）。儘管睡眠時間存在個人差異，但要說日本人的平均睡眠時間約為八小時，應該不為過。

十六小時不吃東西——在這段時間中，有八小時在睡覺，「醒著，但沒吃東西」的時間，只剩八小時了。

因此，**只要能在睡覺前及起床後的四個小時內不進食，就能做到十六小時斷食**。

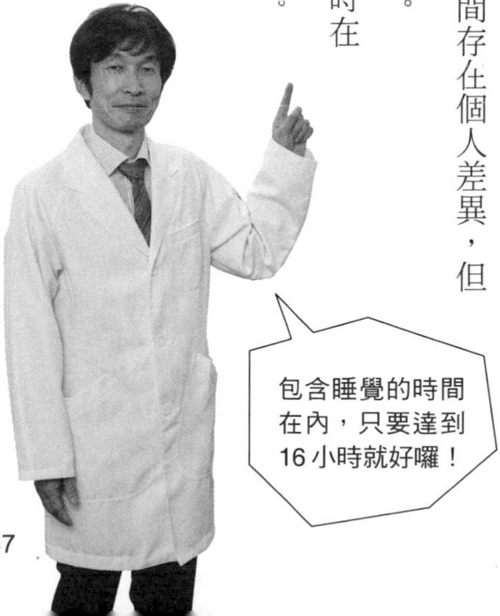
包含睡覺的時間在內，只要達到16小時就好囉！

能吃的八小時，你想吃啥就吃啥

一般來說，執行長時間斷食，除了在空腹的前後，要吃「準備食」（按：在斷食前，為了舒適度過斷食期間而準備的餐點）和「回復食」（按：結束斷食後，為了減輕胃部負擔的一餐）之外，還有不少需要注意的事項。

不過十六小時斷食，沒有這方面的顧慮。

在空腹以外的時間，你可以吃任何自己喜歡的食物，過著和平日完全相同的飲食生活。

需要遵守的原則，只有前文已多次提及的，「確保在連續十六個小時內，不吃東西」而已，除此之外沒有其他的限制。

然而由於規則過於簡單，反而可能會讓有些人感到不安。

但請大家不要擔心，舉例來說：

- 不實踐十六小時斷食，一天吃三餐。
- 執行十六小時斷食，在剩下的八小時裡吃兩餐。

在這兩種情況下，就算一個人吃的食物總量和卡路里完全相同，差別只在於是否維持十六個小時不吃東西，體內發生的變化也完全不一樣。

本書會在後文詳細說明。簡單來說，**一個人只要十個小時不吃東西，身體就會開始分解脂肪**，將其轉換為能量源。若**不吃東西的時間長達十六小時，人體就能藉由自噬作用，讓體內的細胞煥然一新**，進而改善疾病或皮膚等問題。

總而言之，能分解並減少體內脂肪，讓人瘦得好看的關鍵，在於**維持空腹的時間有多長**，而非一天裡吃了什麼東西，以及吃了多少。

剛開始，可以先從十二小時做起

如左頁圖所示，十六小時斷食可分成兩種類型：晚上空腹及白天空腹。

當然，只要能在十六小時內不吃東西，不管你選晚上或是白天空腹，也能達到相同的效果。大家不妨在自己能接受的時段嘗試看看。

「我雖然已經習慣晚上空腹了，但在公司有聚餐的那天，會改成白天空腹」、「我平時是晚上空腹，但如果跟人約喝酒，那天會改白天空腹」。像這樣，**配合自己的生活習慣，做彈性調整就可以了**。

另外，有人剛斷食時，或許會覺得「空腹十六個小時真的很難……」。若是這樣，你可先**空腹十二小時**。總之請從自己能做到的範圍，開始實踐！

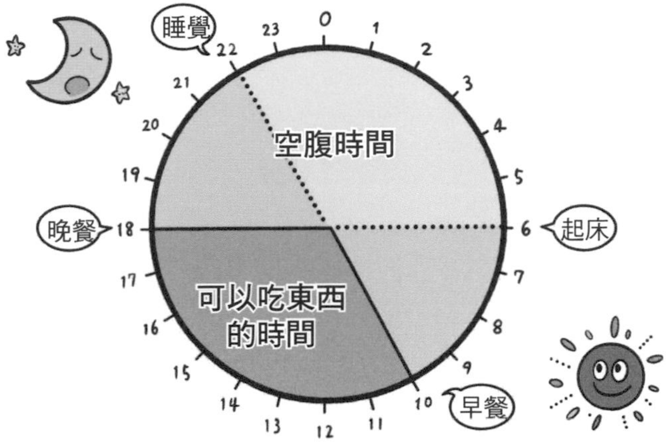

晚上空腹

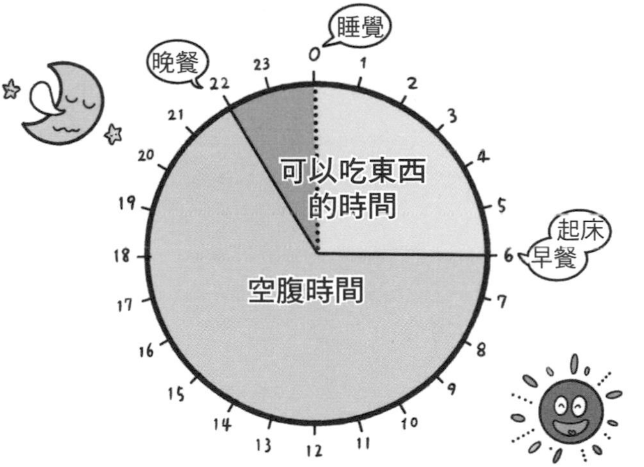

白天空腹

夜間斷食最有效率

人體內存在一種機制，叫做「晝夜節律」（Circadian Rhythm），更通俗易懂的說法為「生理時鐘」，這是生物在出生時，就已銘刻在體內的一種週期。人體內幾乎每一個細胞都存在生理時鐘，普遍認為生理時鐘受到「時鐘基因」（Clock Genes）控制。

因生理時鐘的影響，人們基本上得以維持「白天活動，夜晚休息」，剛好吻合地球的自轉週期。

白天，因為人類的交感神經亢奮，所以體溫會上升。與此同時，也會分泌讓大腦和身體感到緊張、興奮的腎上腺素，以及有「壓力荷爾蒙」之稱的皮質醇

（Cortisol），讓人體處在活動模式。

另一方面，因為入夜之後，換成副交感神經變亢奮，所以人的體溫下降，開始分泌使人想睡覺的褪黑激素及生長激素，人體因此進入休息模式。

換句話說，**在夜間執行十六小時斷食**，剛好符合當人體處在活動模式時：因為消耗較多能量，所以在白天吃東西；到了夜晚，身體進入休息模式後，則不再進食。可以說，這項的斷食節奏最為理想。

相信不少人都聽過「光是晚上不吃東西，就能瘦下來」，說得更精準些，其實這句話應該是指，「執行夜間的十六小時斷食，最能有效率的瘦下來」。

像上一節提到的**晚上空腹，早一點吃晚餐，或跟小堀一樣不吃晚餐**，是最理想的狀態。

儘管如此，要想改變生活節奏並不容易，且每個人「不吃東西也無所謂」的時間段都不一樣。重點是找出適合自己的時段。

就算一週只控制一天，也有效

「因為平日要上班，所以要改變生活節奏好像很困難。」

「工作時，很難不在意飢餓感。」

剛執行斷食時，有些人難免會遇到這樣的狀況。

碰到這種情形時，不妨利用週末或不需要上班的日子，為自己預留一段「不吃東西的時間」。

儘管每天都留一段時間不吃東西，能迅速看到斷食帶來的顯著效果，**但就算一個星期裡只有一天空腹十六小時，也能讓身體煥然一新。**

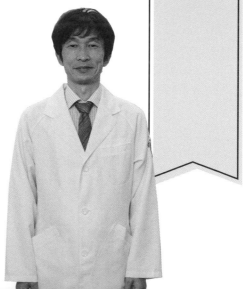

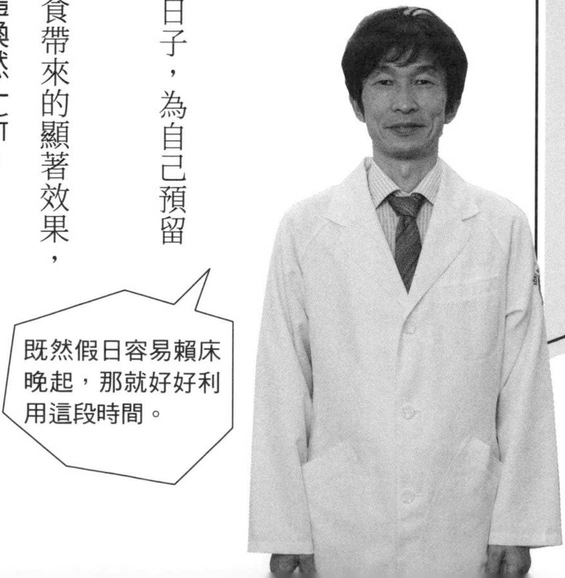
既然假日容易賴床晚起，那就好好利用這段時間。

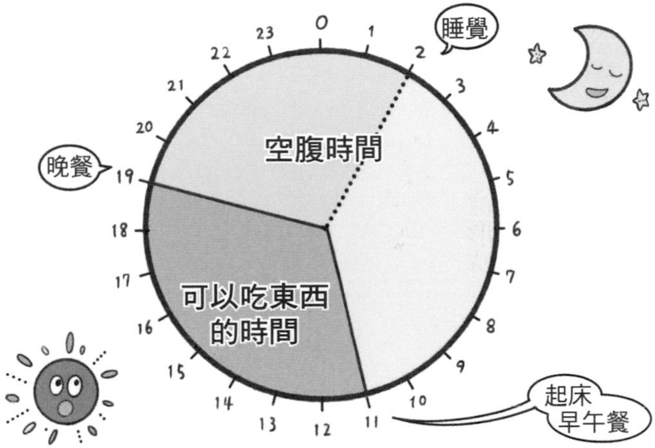

週末空腹

相信有些人在不用上班的日子，會比平日多睡一點。這類人可以參考上圖，設定週末的空腹時間，這麼一來，也能做到十六小時斷食。

在週末斷食，可以排出人體累積一星期的代謝物，並修復由於暴飲暴食對身體所造成的傷害。大家不妨以輕鬆的心情來嘗試看看。

重要的是要踏出第一步。然後以不勉強自己的方式，堅持執行下去。

肚子好餓？備好「救援食物」

在執行十六小時斷食的過程中，只能喝沒有熱量的白開水。這是最理想的情況。

但剛開始執行這種斷食法的人，很容易覺得肚子餓。

假設餓到受不了的話，青木醫師建議可以吃些**堅果（盡可能選擇沒有調味過的原味堅果）來果腹**。

不喜歡吃堅果或對堅果過敏的人，則可以吃起司、蔬菜或優格。

要特別注意的是，在**進行十六小時斷食的過程中**，若忍不住吃東西，**攝取的總熱量必須控制在兩百大卡**。

最近市面上出現許多小包裝的堅果和個別包裝的起司，方便外出時攜帶。小包裝和個別包裝最大的優點，在於吃的時候無須計算熱量，也不用擔心自己會吃太多。

其實有不少人在工作中，會吃這些東西來取代午餐或晚餐，如此一來既能節省時間和金錢，還能幫自己養成空腹十六小時習慣。

對於覺得上述食物「淡然無味」的人來說，**身體和味覺還處在適應期的時間，可以喝罐裝咖啡或碳酸飲料**。但挑選時，要盡可能選擇使用代糖（甘味劑）的零卡咖啡或零卡可樂。

要注意的是，人若長期攝取代糖，不只會破壞腸道環境，還會抑制胰島素，進而引發慢性炎症，反而讓自己更容易變胖。因此上一段的建議，只適用於習慣斷食為止的短暫期間而已。

一天兩餐，對身體而言剛剛好

前文提到，可以先從十二小時或一週一次的方式開始嘗試斷食。

等到你覺得身體出現變化後，再以不勉強自己的方式，延長斷食時數，或增加斷食的天數。

在實踐過程中，**我們的身體會逐漸習慣空腹狀態**。等到自己完全不在意空腹的感覺，能自然的延長空腹時間後，就能每天執行了。

這些是十六小時斷食實踐者的感想：

「我覺得說『斷食』好像有點誇張，**不過就只是少吃一餐**嘛。」

「有時回過頭才注意到，原來自己已經十六個小時沒吃東西了。」

「一天吃兩餐，對身體而言剛剛好。」

「執行斷食後，在空腹以外的時間裡，就算吃得不多，也能得到滿足感。」

幾個小時不吃東西後，人們會發覺腸胃變得輕鬆，自己的意識變清楚，全身舒適。不僅不會感到「肚子空空的，好難受」，還會覺得「空腹其實挺舒服的」。

飲食原本的目的，其實是「人們為了維持健康，而攝取適量對身體來說不可或缺的營養」。然而，對於已經習慣一天吃三餐的現代人來說，因為受到習慣和惰性的影響，讓我們吃進太多原本身體不需要的東西。

關於日本人何時開始養成一天吃三餐的說法有兩種，一是始於江戶時代，二是始於明治維新以後。不管是哪一種觀點，從人類的歷史來看，其實都是近期的事。在江戶和明治時代之前，日本人普遍一天只吃兩餐。從這點來說，執行十六小時斷食，只是回歸到人類漫長歷史中，再熟悉不過的生活規律而已。所以不需要勉強自己，身體也能習慣這樣的規律。

空腹的自噬作用研究，曾獲諾貝爾獎

到目前為止，本書已經介紹完十六小時斷食的實踐方法了。

看到這裡，讀者是不是覺得好像並不困難，開始躍躍欲試呢？

正如本書開頭提到，十六小時空腹法以最新的醫學實證為基礎，然後經青木醫師提倡，開始為一般日本民眾所知。其實早在二〇一六年，東京工業大學榮譽教授大隅良典，以「自噬作用」獲得該年度的「諾貝爾生理學或醫學獎」後，國際上對於這方面的研究，就已經方興未艾了。

尤其美國的醫學界，更是在研究空腹（斷食）與健康之間的關聯，下了很大的功夫，並發表許多相關論文。

根據「美國國家健康營養調查」（National Health and Nutrition Examination Survey，簡稱NHANES）在二〇一七年至二〇一八年做的調查顯示，美國超過七三%成年人體重過重，在這些人中，四二%屬於肥胖，一〇%為重度肥胖。

面對這種情況，美國近年來致力於研究「斷食，與減重和降低體脂肪之間的關係」。研究發現，想要達成減重和降低體脂肪，其實無須限制飲食的內容和控制飲食方式，只要「延長不吃東西的時間」就可以了。

這項新的發現，目前在醫學界備受矚目。

為什麼「設定一段不吃東西的時間」，能對預防肥胖發揮作用？又是為什麼能發揮作用？後文會詳細說明。

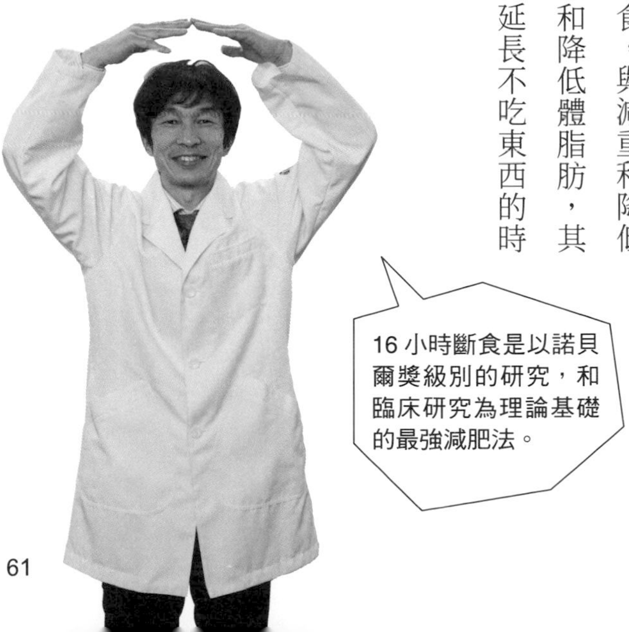
16 小時斷食是以諾貝爾獎級別的研究，和臨床研究為理論基礎的最強減肥法。

吃完東西後十小時，身體開始分解脂肪

人開始執行十六小時斷食後，一般來說，食量也會自然減少，體重因此就會降下來了。這裡值得大家關注的是「脂肪燃燒」的機制。**從上一次吃完東西後經過大約十個小時，人體內的脂肪就會開始分解**。

此時我們從吃下肚的食物中獲得的醣類和脂質，會在人體內轉化為腦、肌肉和內臟在活動時所需的能量來源，以及構成細胞的材料。至於用不完的部分，則會儲存在肌肉和肝臟裡。

然而肌肉和肝臟的儲存空間有限。無法儲存在肌肉和肝臟的能量會變成「三酸甘油酯」（按：體內儲量大、產能最多的能源物質），累積在脂肪細胞裡。而

由於脂肪細胞相當柔軟，所以能存放大量的三酸甘油酯，甚至讓脂肪細胞膨脹到原來的數倍之大。這就是我們說的「身上長脂肪」或「脂肪變多了」。

值得一提的是，人體中其實也只有脂肪細胞，具有這種幾乎沒有限制的膨脹能力。

人們只要長時間不吃東西，身體無法從外部獲得醣類的補給後，首先會把儲存在肌肉和肝臟裡「肝糖」（Glycogen），轉換為能量來使用。等肌肉和肝臟裡肝糖的庫存用完後，接著人體開始分解脂肪，將其轉換成能量供人們使用。

對於早上六點吃早餐、中午十二點吃午餐、晚上九點吃晚餐的人來說，因為每餐之間間隔的時間過短，造成身體沒有時間分解脂肪。就算是吃分量相同的食物，只要刻意把「用餐的間隔時間」延長到十個小時以上，人體會開始燃燒（分解）脂肪。要是空腹時間能進一步**延長為十六小時，脂肪會消失得更快**。

用餐後十二個小時，自噬作用開始活躍

空腹時，人體內會發生的變化，不是只有上一節提到的那些而已。

在最後一次進食的十二小時後，血液中及儲存在肝臟裡的醣，會全部被使用。接著人體藉由分解脂肪，生成出「乙醯乙酸」、「β- 羥基丁酸」和「丙酮」，並將這些物質當作能量源來使用。這三種物質，正是所謂的「酮體」。

一個人若沒有為自己保留空腹時間，且經常保持進食狀態的話，體內所有細胞都會進行「葡萄糖代謝」（按：生物細胞進行糖類代謝的第一個步驟。把葡萄糖分解成丙酮酸，以產生生物細胞所需的能量）。可是只要空腹，因葡萄糖的供給量減少了，細胞的代謝狀態就會轉為「酮體代謝」（Metabolic Switch，也稱

為代謝轉換）。

一旦人體內的細胞轉換為酮體代謝後，就會啟動「抗氧化」（減少活性氧）以及「修復受傷的DNA」，對身體有益的作用。相信關心美容和抗衰老的人，非常熟悉這些詞。藉由這些作用，可以讓人一邊變美，一邊瘦下來。

若能延長空腹狀態，人體就會啟動自噬作用。

事實上，**自噬作用才是執行十六小時斷食，所能獲得的最大好處**。

自噬作用（Autophagy）是由「自己」（Auto）和「吃」（Phagy）組成的詞彙，這是一種細胞會藉由吃掉自己然後再生的一套機制。自噬作用能讓已經衰老的細胞重獲新生。

其實自噬作用原本就存在人體內，人們能透過十六小時斷食，來刺激人體進行作用。**自噬作用**經過刺激後，能為我們修復因過度飲食及年齡增長，對身體造成的傷害，**讓每個人從身體內部開始變得更年輕**。

有關自噬作用對美容和健康帶來的正面影響，本書第三章會再詳述。

一天吃三餐？容易變胖、發炎、老化

學校教育我們，「為了健康著想，一天要吃三餐」。父母不斷告訴子女：「一定要好好吃早餐才行。」相信大家經常聽到這類的話。然而，青木醫師卻指出，其實「一天吃三餐」這個觀念，並沒有堅實的理論基礎。不僅如此，一天吃三餐還容易引發負面影響，例如：

- 因為吃太多，造成身材走樣。
- 容易導致體內發炎。

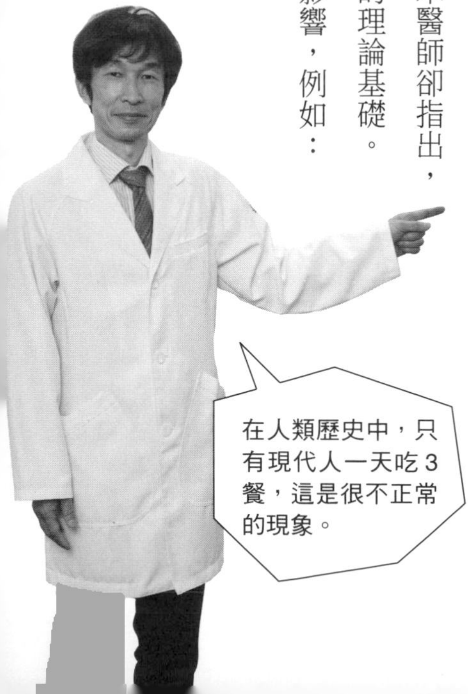
在人類歷史中，只有現代人一天吃 3 餐，這是很不正常的現象。

- 加快老化速度。
- 容易高血糖。
- 無法讓腸胃等臟器充分休息。

發生前述這些現象，對健康和美容毫無益處。

人要是被「一天應該吃三餐」這種想法束縛住，就算肚子不是真的很餓，只要到了吃飯時間，還是會去吃東西。

其實「肚子不餓」，就表示身體處於不需要補充能量的狀態。正常情況下，只要等到自己真的餓了，再去吃東西就可以了。

人類的胃其實具有很強的伸縮性，會根據飲食多寡而改變其大小。平時經常過度飲食的人，因為胃總是處在膨脹狀態，所以很容易吃下超過身體所需的分量。除非吃得太誇張，否則這類人很難察覺自己已經吃了太多東西。

人會生病，都來自卡路里攝取過量

有關日本人會產生一天吃三餐的想法，可追溯至一九三五年，日本國立營養研究所的佐伯矩醫學博士提出的，「日本男性一天所需能量為兩千五百至兩千七百大卡」，以及「要攝取足夠的能量，只吃兩餐是不夠的。最佳做法是吃三餐」這套說法。

一九三五年，第二次世界大戰還沒爆發，可想而知，當時的社會狀況和今天大為不同。或許佐伯博士看到當時的日本需要增強國力，才會提出這樣的建議。

但無論如何，青木醫師認為，能量要攝取「兩千五百至兩千七百大卡」，實在多了點。

在近年，由日本醫師會公布的「基礎代謝量」（維持內臟運作和體溫等，人類為維持生命所需的最低限度能量支出）中，哪怕是十五歲至十七歲男性（能量需求最高），一天也只需要一千六百一十大卡而已。

儘管每個人消耗的卡路里量並不相同，但目前一般認為，就算把從事運動等活動所消耗的能量也算在內，**成年人一天所需的卡路里，約為一千八百至兩千兩百大卡**。

由此可知，其實我們沒有必要一天吃三餐。

話雖如此，現代人只要一個不小心，很容易就會攝取過量的卡路里。舉例來說，一碗牛丼飯的熱量有八百大卡，而一份漢堡、薯條和可樂的套餐，熱量超過一千大卡。要是一天吃三次這樣的餐點，熱量自然很容易超標。但若一天只吃兩頓，中午吃漢堡套餐，晚上吃碗牛丼飯，也不過就攝取一千八百大卡而已。

藉由一天吃兩餐，在沒有罪惡感的包袱下，享受自己喜歡的美食，對心理也不會造成負擔。

就算限制醣類攝取量，也會吃到隱性醣類

近年來，限制醣類攝取量，已經成為減肥的基本常識了。

醣類是碳水化合物的成分之一，米飯、麵條、麵包和甜食裡，都含有大量的醣類。青木醫師也贊同，有限度的攝取醣類，不只能幫助減肥，也對維持身體健康帶來正面的效果。

一般認為，**成年人每日所需的醣類為一百七十公克**。

一碗白飯（約一百五十公克）含有的醣類約有一百五十公克。而丼飯和咖哩飯中的醣類，約為白飯的一．五至二倍。另外，一碗烏龍湯麵（約兩百五十公克）所含的醣類，約為六十公克。以一包三公克的砂糖包來換算，一碗烏龍湯麵的醣

類差不多等於二十包砂糖。

因此，一個人若一天吃三碗烏龍湯麵，就達到一百七十公克醣類攝取量了。

有些人認為，「我有在計算碳水化合物攝取量，所以沒關係」。然而，掉以輕心是非常危險的。

只要看一下**便利商店、超市和百貨公司販賣的食物，以及加工食品的成分**表就會發現，這些食品的成分，**大多含有葡萄糖和澱粉糖漿**，而這兩種物質也都屬於醣類。

醣類會促使大腦分泌更多的多巴胺和β－內啡肽（β-Endorphin）等神經傳導物質。

多巴胺在大腦「犒賞系統」（按：Reward System，一組神經結構，旨在維護動機顯著性〔如動機、需求、喜好〕、正面情感〔尤其是以愉悅感為核心的情感〕等）中扮演重要角色，而β－內啡肽更有「腦內嗎啡」（按：能緩解疼痛，減輕壓力、緊張和焦慮）之稱。

因人類只要攝取到醣類後，就會想要得到更多，所以含有醣類的食物通常賣得很好。有鑑於此，店家會往食物裡添加醣類，然而這也使得消費者在無意間，吃下許多醣類而不自知。

就算一種食品裡含有的醣類不多，但人們只要多吃幾種後，身體很容易攝取過量醣類。因此一天只吃兩餐，自然就減少醣類的攝取。

最沒壓力、不用忌口的瘦身法

空腹十六小時之所以能讓人成功瘦下來，原因在於實踐者不用對食物中所含的醣類和卡路里斤斤計較。

而且規定只有「遵守不吃東西的時間」一條而已。

十六小時斷食的實踐者能無痛減少攝取醣類和卡路里，最終改善自己的飲食習慣。在不能進食以外的時間裡，可以自由的吃任何自己喜歡的東西。可以說，**「沒有壓力」是人們能容易實踐十六小時斷食的主要原因。**

而且在不吃東西的十六小時裡，人體內還會燃燒脂肪和進行自噬作用。

世上存在許多不同的減肥法以及維持身體健康的方法。

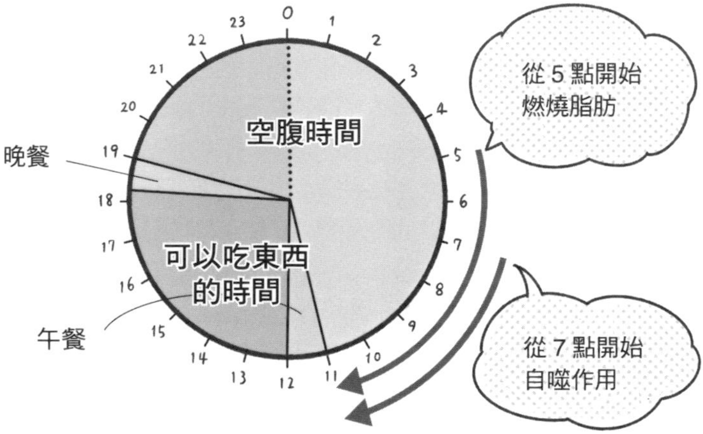

若從晚上 7 點空腹，身體會在早上 5 點和 7 點發揮作用。

然而這些方法不外乎都是要人們注意「吃什麼比較好」，或留意「不可以吃什麼」。甚至有些方法的規定還很囉唆，且有許多限制。例如「〇〇可以吃到這個量」或「〇〇只能吃這麼多，不能超過」。

其實不管哪一種減肥以及維持身體健康的方法都沒錯，可是人真的有可能一輩子堅持這些繁瑣的規定嗎？

正如日文中有一句話：「一個人是由他吃下肚的食物所構成

的。」不論哪一種飲食法，唯有將其轉化為自身的習慣並堅持執行下去，才有可能改變個人的體質。

經歷過減肥失敗或復胖的人，有超過半數（或說全部也不為過）都表示，失敗原因都和「很難遵守飲食法的規定」有關。

不論再怎麼厲害的飲食法或醫學上的重大發現，**若一般人在生活中很難實踐，就注定結果一定是乏人問津**。

讀到這裡，你還不來嘗試簡單易行的十六小時斷食嗎？

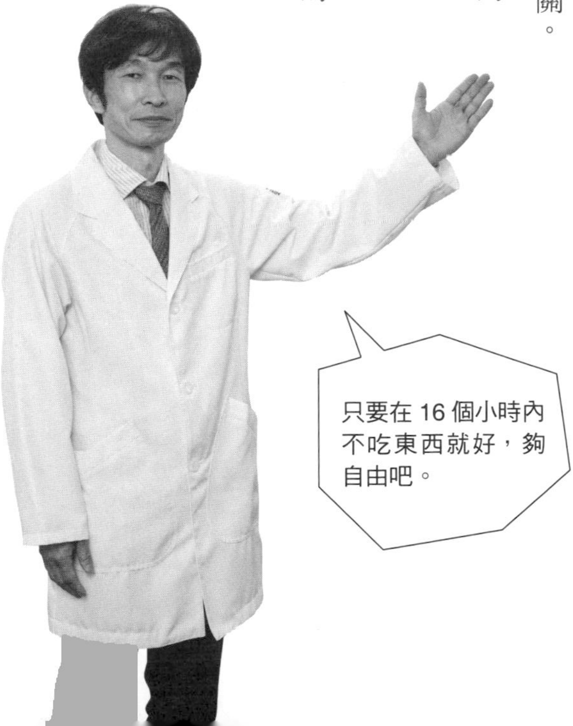

第2章

讓斷食效果加倍的食物

當你能控制「不吃」的時間後，注意「吃」的飲食

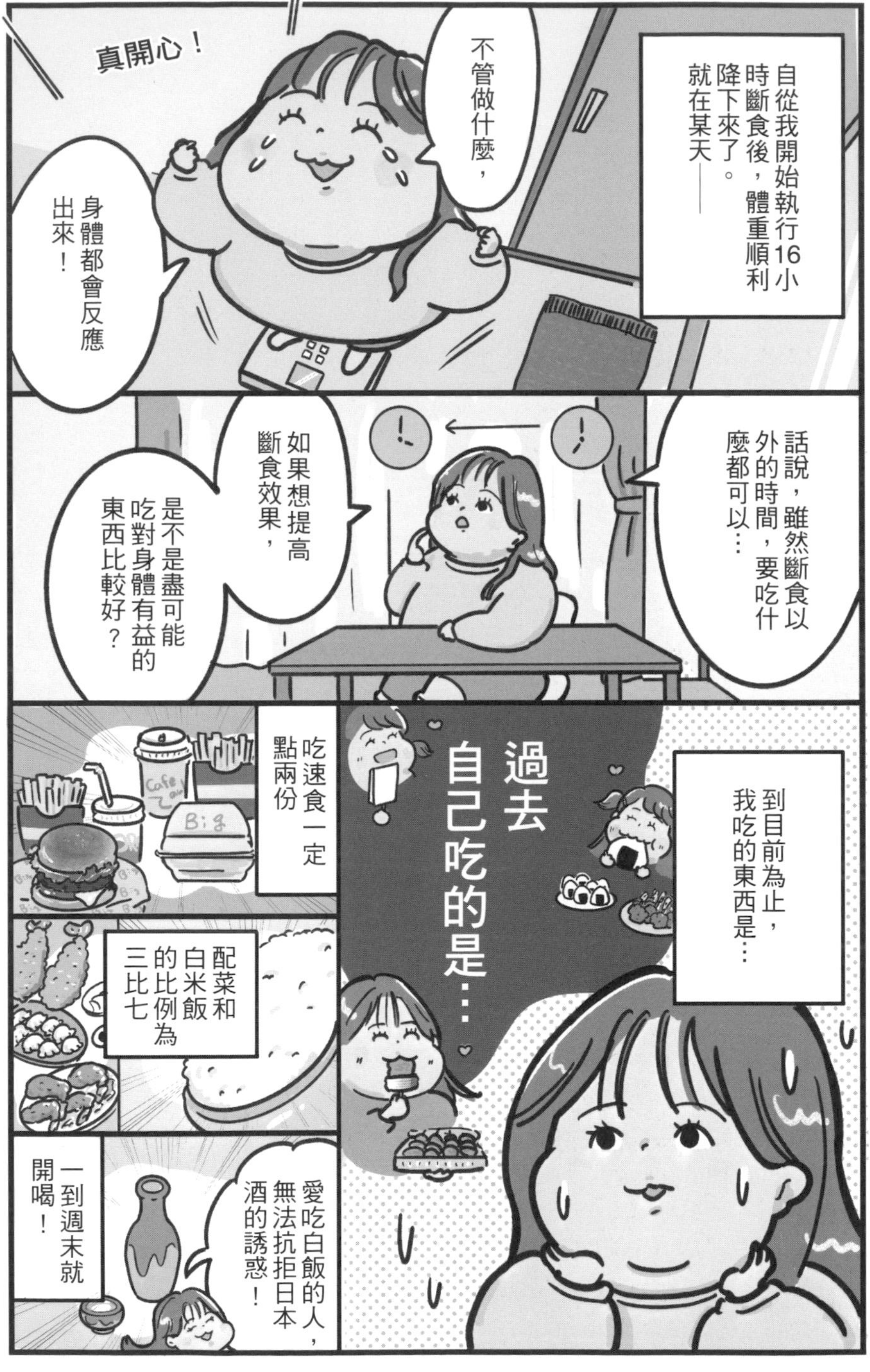
自從我開始執行16小時斷食後，體重順利降下來了。就在某天——
不管做什麼，
身體都會反應出來！
真開心！
話說，雖然斷食以外的時間，要吃什麼都可以⋯
如果想提高斷食效果，
是不是盡可能吃對身體有益的東西比較好？
到目前為止，我吃的東西是⋯
過去自己吃的是⋯
吃速食一定點兩份
配菜和白米飯的比例為三比七
愛吃白飯的人，無法抗拒日本酒的誘惑！
一到週末就開喝！

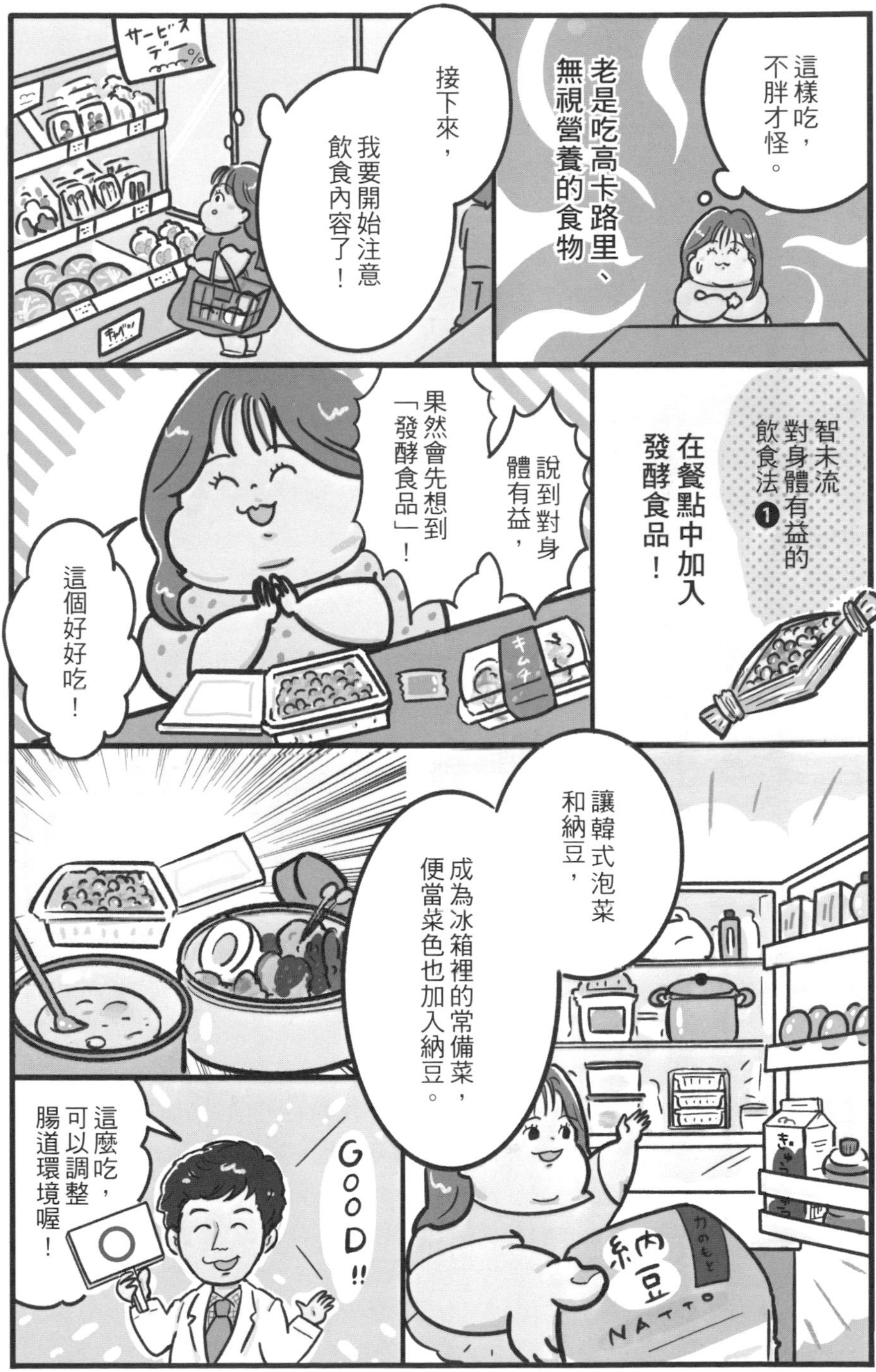
這樣吃，不胖才怪。
老是吃高卡路里、無視營養的食物
サービスデー
接下來，我要開始注意飲食內容了！
智未流對身體有益的飲食法❶
在餐點中加入發酵食品！
說到對身體有益，
果然會先想到「發酵食品」！
這個好好吃！
キムチ
讓韓式泡菜和納豆，成為冰箱裡的常備菜，便當菜色也加入納豆。
這麼吃，可以調整腸道環境喔！
GOOD!!
納豆
NATTO

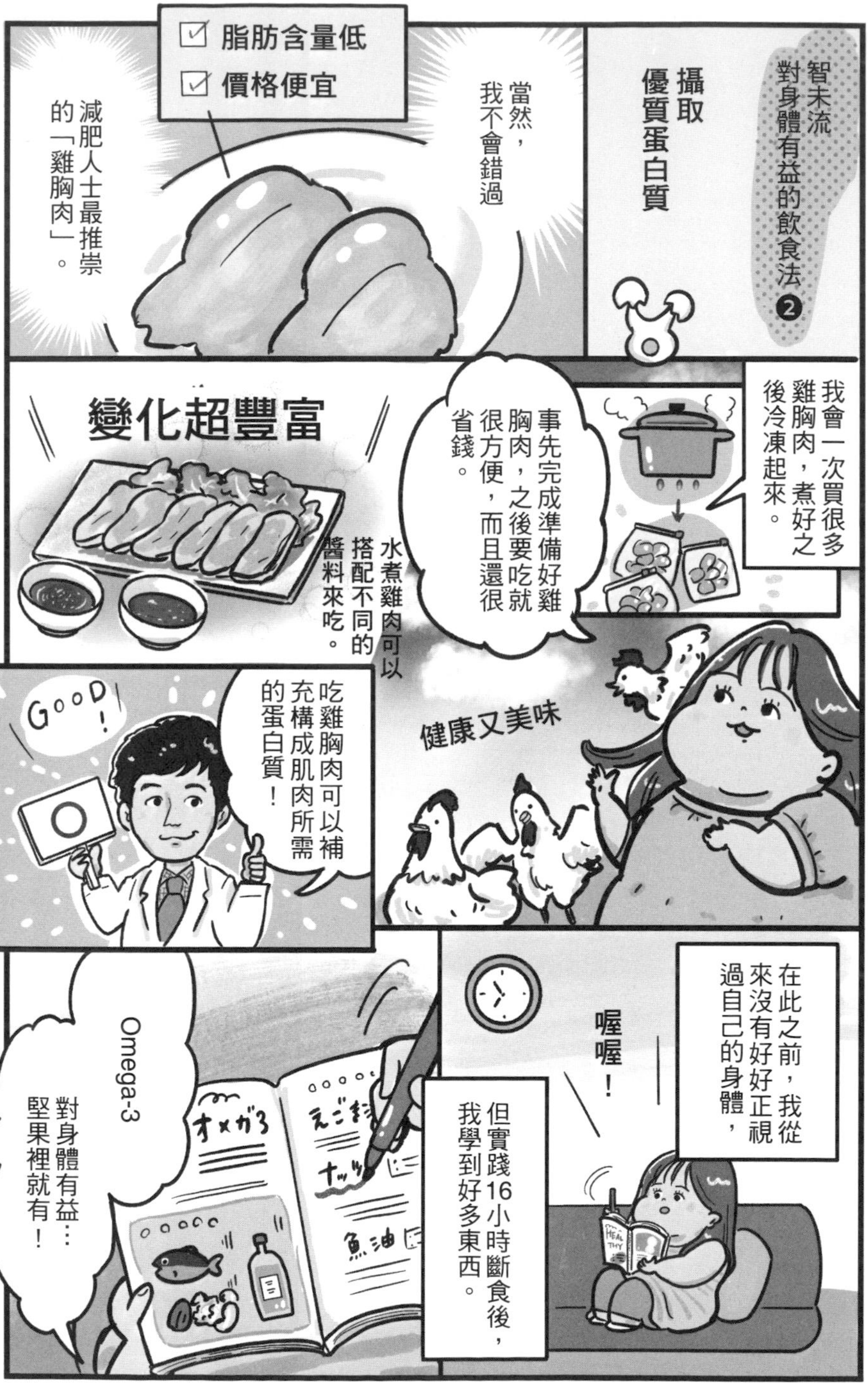
智未流
對身體有益的飲食法❷
攝取優質蛋白質
當然，我不會錯過
減肥人士最推崇的「雞胸肉」。
☑脂肪含量低
☑價格便宜
我會一次買很多雞胸肉，煮好之後冷凍起來。
事先完成準備好雞胸肉，之後要吃就很方便，而且還很省錢。
變化超豐富
水煮雞肉可以搭配不同的醬料來吃。
健康又美味
吃雞胸肉可以補充構成肌肉所需的蛋白質！
GOOD！
在此之前，我從來沒有好好正視過自己的身體，
喔喔！
但實踐16小時斷食後，我學到好多東西。
Omega-3
對身體有益…堅果裡就有！
オメガ3
ナッツ
魚油

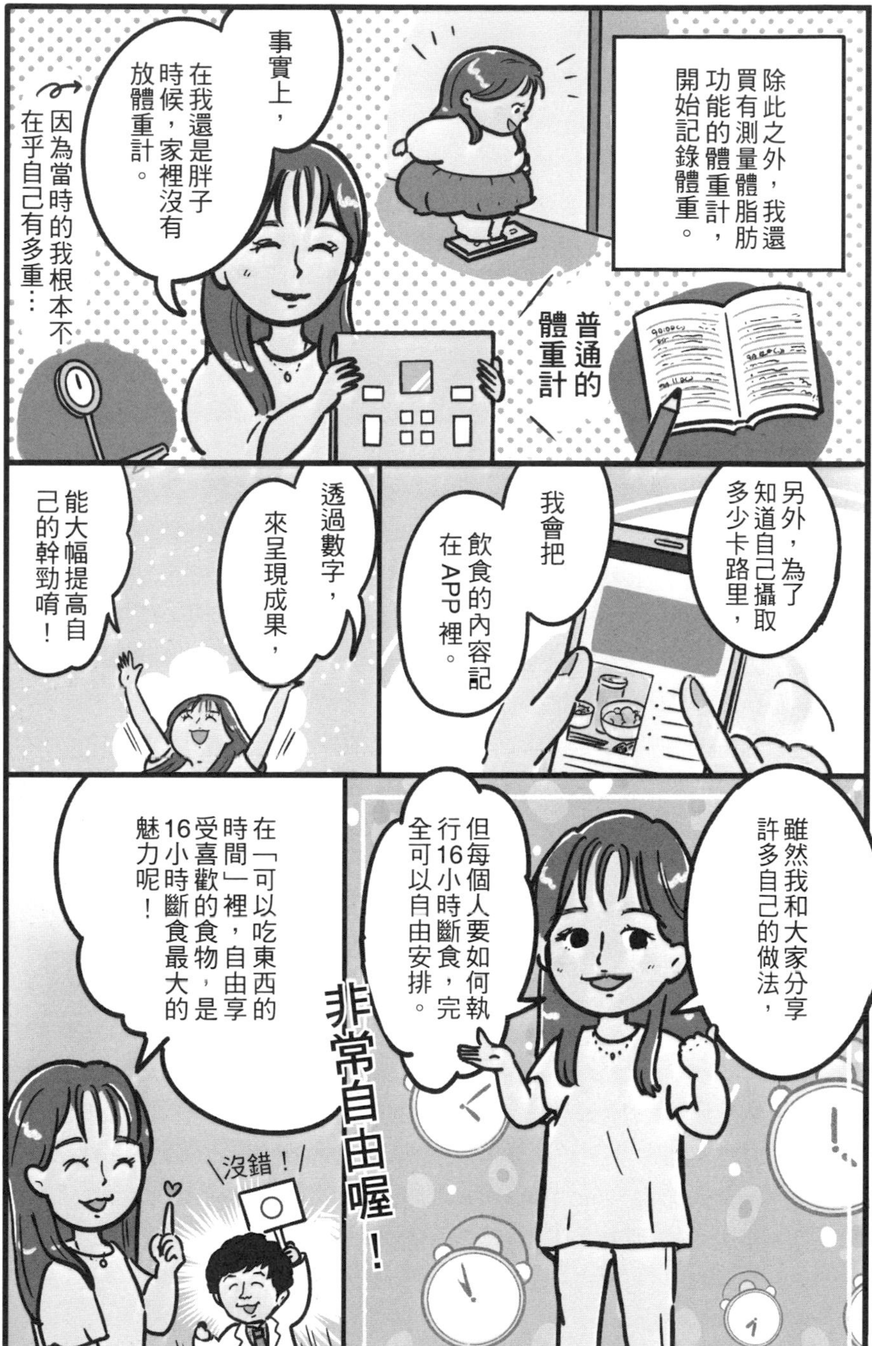
除此之外，我還買有測量體脂肪功能的體重計，開始記錄體重。
普通的體重計
事實上，在我還是胖子時候，家裡沒有放體重計。
因為當時的我根本不在乎自己有多重…
另外，為了知道自己攝取多少卡路里，
我會把飲食的內容記在APP裡。
透過數字，來呈現成果，
能大幅提高自己的幹勁唷！
雖然我和大家分享許多自己的做法，
但每個人要如何執行16小時斷食，完全可以自由安排。
非常自由喔！
在「可以吃東西的時間」裡，自由享受喜歡的食物，是16小時斷食最大的魅力呢！
沒錯！

留意三件事，斷食效果加倍

小堀曾嘗試許多減肥法，但從未成功，現在她能堅持實踐十六小時斷食，原因在於看到立竿見影的效果。十六小時斷食不僅與生理時鐘相符，也容易配合個人的生活節奏，所以不會很難執行。

而且最令人開心的，莫過於在斷食以外的時間裡，想吃什麼就吃什麼，沒有不會勉強、委屈自己。

小堀現在已完全適應「空腹的舒適感」，身心處在舒暢狀態。不僅如此，她還進一步關心自己吃了什麼。在享受飲食生活的同時，也思考吃什麼比較營養。

以下是小堀目前對於飲食最在意的三件事：

- 攝取 Omega -3 脂肪酸。
- 能調整好腸道環境。
- 可以促進肌肉生長。

其實這三點，正是青木醫師認為能提升斷食效果的重要內容。

對於嫌麻煩的人來說，就算不特別注意這三點也沒關係，因為光是做到十六小時不吃東西，就已經能收到很好的效果了。

但對於希望大幅提高斷食效果的人而言，飲食時，就要記住這些細節。

符合這三點的食材都相當方便取得，很容易納入個人菜單中。除了自己在家中烹調外，就算是外食或買已經煮好的菜餚，也能輕鬆攝取到。

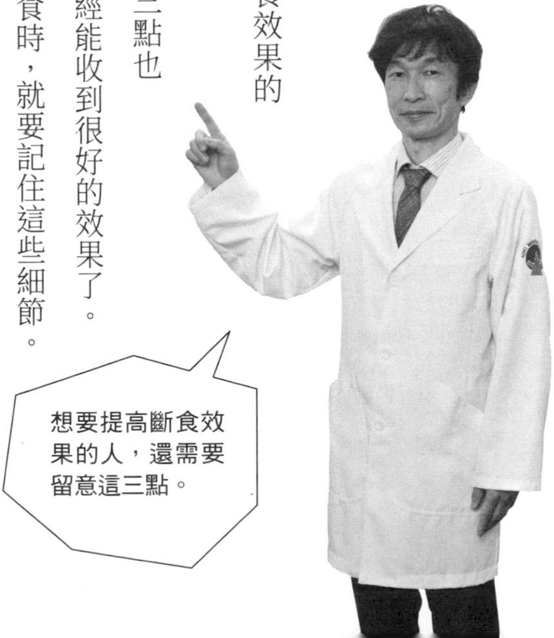

Omega-3 脂肪酸，活化自噬作用

第一章曾提到，十六小時斷食不只可以讓人瘦下來，還會開啟人體機制：自噬作用。當空腹的時間超過十六小時後，自噬作用會開始活化，促使人體內衰老的細胞重新恢復活力。

當人們從體內開始變年輕後，不僅在美容、健康和運動表現上，甚至所有出現在身體上的不適症狀以及老化問題，都能獲得改善。

雖然目前仍處於研究階段，**但除了十六小時斷食，透過攝取 Omega-3 脂肪酸，也能活化自噬作用**，已逐漸成為共識。

富含 Omega -3 脂肪酸的代表性食材包括：

- 堅果類（杏仁果、胡桃、腰果、夏威夷豆等）。
- 紫蘇油（由紫蘇科的紫蘇籽所榨出來的油）。
- 亞麻仁油（由植物亞麻的種子所榨出來油）。
- 魚貝類（鯖魚、鮪魚、鰹魚、沙丁魚含有 EPA 和 DHA）。

堅果類食材除了可以直接食用外，燉煮後加入其他料理一起食用，其鬆軟口感令人食指大動。

由於**紫蘇油和亞麻仁油經長時間加熱後，會破壞其營養價值**，所以建議可以將這兩種油淋在已經完成的料理上來食用。

要想攝取魚貝類，可以直接買罐頭來吃。另外，因為罐頭裡的湯汁含有 Omega -3 脂肪酸，所以不要直接倒掉。

發酵食品，腸道清道夫，減少有害物質

不少執行十六小時斷食的人，剛開始會很快體驗到「改善便祕和拉肚子等問題」、「肚子感覺很舒暢」。其實這些現象，也和自噬作用有關，因為自噬作用對人體內腸上皮細胞（按：構成腸絨毛上皮的主要細胞之一）的再生，扮演不可或缺的角色。腸上皮細胞負責消化、吸收我們吃下肚的食物，以及排除異物等大部分腸子要擔負的工作，且它會預防腸內細菌侵入腸管組織。而自噬作用還能維護生成腸上皮細胞的腸道幹細胞。

我們若可以延長空腹的時間，讓腸胃充分休息。只要腸胃不疲勞，就會提升消化道的防衛功能，腸道環境也會變好。

若腸道環境不佳，身體就會增加胰島素阻抗（按：細胞對正常數量的胰島素反應不良，使血液中葡萄糖無法有效被利用，導致血糖數值變高），使人容易變胖。此外，還會產生燃燒脂肪時所需的營養素（維生素和礦物質等）攝取不足，讓脂肪容易累積在體內等問題，腸道環境和減肥之間，存在緊密的關聯性。

藉由空腹十六小時來改善腸道環境，接著透過良好的飲食習慣，便能進一步提升效果。以下是能改善腸道環境的食物：

- 發酵食品（優格、起司、納豆、韓式泡菜、味噌等）。
- 水溶性膳食纖維（蔬菜、海藻、大豆製品等）。
- Omega -3 脂肪酸（堅果類、紫蘇油、亞麻仁油，以及魚貝類中的 EPA 和 DHA）。

從今天起，就讓它們成為冰箱裡的常備食物吧。

補充蛋白質：肌力充足，不容易胖

十六小時斷食能確實幫助實踐者減重。

然而，當脂肪分解時，人體所需的肌肉其實也會同步減少。這是因為要是人無法從外部，也就是藉由吃來獲得能量，人體中除了脂肪外，連肌肉也會被轉換成能量使用。另外，由於人在執行十六小時斷食後，自然會減少醣類的攝取量，進而減少肌肉量。其原因在於，構成脂肪和蛋白質的胺基酸會被轉化為醣，用於供給身體所需的能量。

肌肉一旦減少，基礎代謝率會隨之下降，人反而容易變胖。因為，本來會被肌肉用來轉化成能量使用的醣類和脂肪，數量減少所致。進一步來說，因儲存在肌肉裡的醣類和脂肪減少，可能導致三酸甘油酯容易增加。

為了不讓上述這些不好的事情發生，我們需要透過飲食和運動（第四章），來維持自己的肌肉。飲食最重要的是攝取優質的蛋白質，例如：

- 肉類：雞胸肉、雞脯肉、豬肉、牛大腿肉等（按：雞脯肉為雞胸肉中較稀少的部位〔位於雞背骨附近凹陷處〕。因為一隻雞身上只能取得兩塊拇指大小的雞脯肉，其肉質柔軟且脂肪低，所以有雞肉中的「菲力」之稱）。
- 魚類：鰹魚、鯖魚、鮪魚等。
- 大豆製品：豆腐、凍豆腐、納豆等。
- 乳製品：牛奶、起司、優格。

此外，**因為維生素能提高蛋白質的吸收**，所以別忘了要多吃蔬菜。

幫你成功斷食的一週料理

本章的最後會介紹一星期料理（九十六頁至一〇九頁）。大家可以從這幾道料理，得到以下好處：

- 攝取 Omega -3 脂肪酸。
- 能調整好腸道環境。
- 可以促進肌肉生長。

不用擔心因生活忙碌而沒辦法準備或不擅長下廚，因為這幾道料理十分簡單，連料理小白也能輕易上手。這幾道料理不但可以當主菜，也能當作好下飯的副菜，或小酌時拿來佐酒的小菜，變換自由。

只要連續吃一星期，就會逐漸習慣這幾道料理了。

大家不妨和家人、朋友，以參加活動的心情，來嘗試做做看這幾道料理，然後把成品照片上傳到社群網站上，如此一來，更能提高執行的動力。

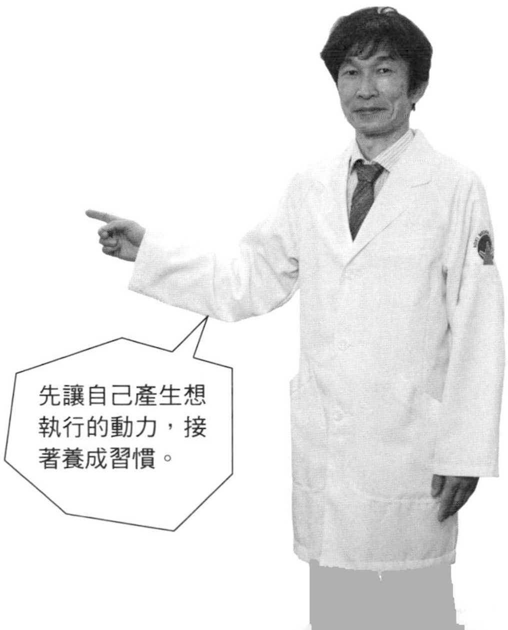

空腹期間，還是可以吃四種輔助食物

在十六小時斷食期間，基本上還是可以吃符合以下兩點的食物：

- 零卡食物。
- 不需要消化的食物（不會對腸胃造成負擔的食物）。

當然，在還沒完全習慣空腹狀態之前，如果肚子實在餓得難受，也可以依序吃：堅果類、起司、蔬菜、優格。

但是在吃這些輔助食物時，有兩點需要注意：

- 盡可能減少卡路里的攝取（這段時間最多不能攝取超過兩百大卡）。
- 盡可能吃容易消化的食物（例如湯品或果昔）。

接下來，一一〇頁至一一二頁要介紹幾道滿足前述條件下，還能兼顧攝取 Omega-3 脂肪酸和維生素（維生素能幫助人體吸收蛋白質），不但好吃、好看，還能帶來飽足感，讓人身心都能獲得滿足的輔助食物。

當然，這些食物若是加入平常的飲食中，也能發揮其效果。

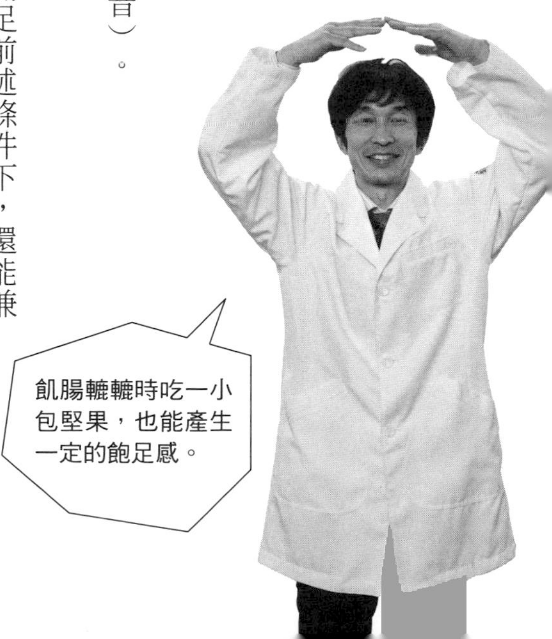
飢腸轆轆時吃一小包堅果，也能產生一定的飽足感。

斷食中的輔助食物，首推堅果。

雖然從健康面或活化自噬作用的觀點來看，堅果都是最佳選擇，但難免會遇到吃膩或「也想補充乳製品或蔬菜……」等狀況。這時候，可以吃可可含量高——可可成分超過七〇%——的巧克力。

這類巧克力和堅果，都屬於低ＧＩ（按：升糖指數。Glycemic index，簡稱ＧＩ）吃了不易讓血糖值飆高。低ＧＩ飲食對減肥、促進身體健康，以及提高集中力和注意力等有一定的功效，所以近年來備受矚目。

可可含量高的巧克力含有大量的可可多酚（Cocoa Polyphenols），**某些巧克力產品裡的多酚含量，甚至比紅酒多十六倍**。

另外，可可豆的苦味成分（可可鹼）會刺激交感神經發揮作用，讓人頭腦清醒，身心保持活躍狀態。或許早餐改吃高可可含量的巧克力，也是不錯的選擇。

對健康有益的高可可含量巧克力，一天的攝取標準為二十五克。但別忘了，就算吃輔助食品，也要遵守「兩百大卡以內」這條規定。

食譜注意事項

- 雖然料理中使用的堅果類，基本上都沒經過調味，但使用有調味過的也沒有關係（執行 16 小時斷食時，還是以吃原味的堅果為佳）。
- 食譜中推薦使用的油是紫蘇油和亞麻仁油，但也可以用其他油來代替。
- 食譜中的 1 大匙＝ 15 毫升、1 小匙＝ 5 毫升、1 杯＝ 200 毫升。
- 薑 1 份＝ 10 公克；薑泥 1 份＝ 2 分之 1 大匙；大蒜 1 份＝ 5 公克；大蒜泥 1 份＝比 1 小匙再少一些。
- 奶油使用有鹽或無鹽都可以。
- 火的強弱若無特別說明，則為中火。
- 微波爐的瓦數為 600 瓦特。若使用 500 瓦特的微波爐，則時間設定要乘以 1.2。
- 由於微波爐或烤爐加熱的時間，會因機種不同而有差異，所以請依實際情況做調整。另外請配合機器的使用說明，選擇能耐高溫的容器。
- 食譜中省略了把食材洗乾淨，以及去皮和去蒂等說明。

高可可含量巧克力 也是斷食中的輔助食物

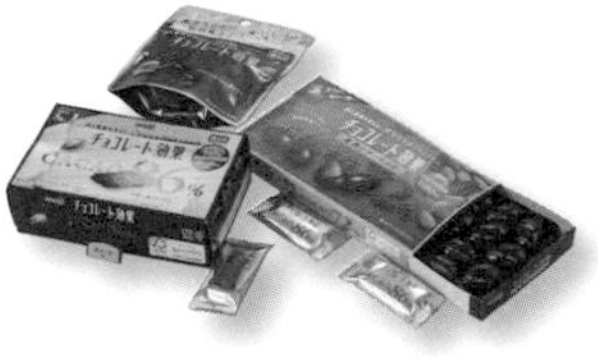

星期一

擔擔豆腐：讓醣類變成能量

剛過完週末的星期一總覺得有點累，所以這天就做輕鬆又簡單的料理。

豆腐和豬肉都是可以攝取到優質蛋白質的食材。

豆腐不論是吃冷的，或放到微波爐加熱都可以，讀者可以依季節和個人的喜好做調整。豬肉裡的維生素 B1 能消除疲勞，如果和含有「二烯丙基二硫」的韭菜一起吃，能把醣類轉換成人體所需的能量。

最後在料理上淋紫蘇油，就可以輕鬆的攝取 Omega-3 脂肪酸。

材料（兩人份）

木棉豆腐…1 個（300 公克）
豬絞肉…100 公克
薑…1 份
韭菜…5 根
Ⓐ 白芝麻醬…1 大匙
甜麵醬…1 大匙
醬油…1 小匙
豆瓣醬…1 ／ 2 小匙
紫蘇油…2 小匙
杏仁果…5 公克（5 粒）

製作方法

❶ 把薑切成碎末、弄碎杏仁果。把韭菜切丁，每段約 0.7 公分。
❷ 豬絞肉放進耐熱容器裡，然後加入材料Ⓐ，與豬肉拌勻。接著蓋上保鮮膜，用微波爐加熱 4 分鐘。結束後加入韭菜，將韭菜和豬肉攪拌均勻後，再次蓋上保鮮膜，加熱 2 分鐘。完成後淋上紫蘇油。
❸ 將豆腐裝盤後，接著把在前一步做好的豬肉和杏仁果碎塊，蓋到豆腐上。最後可依個人喜好撒上花椒（不在材料計量內）來食用。

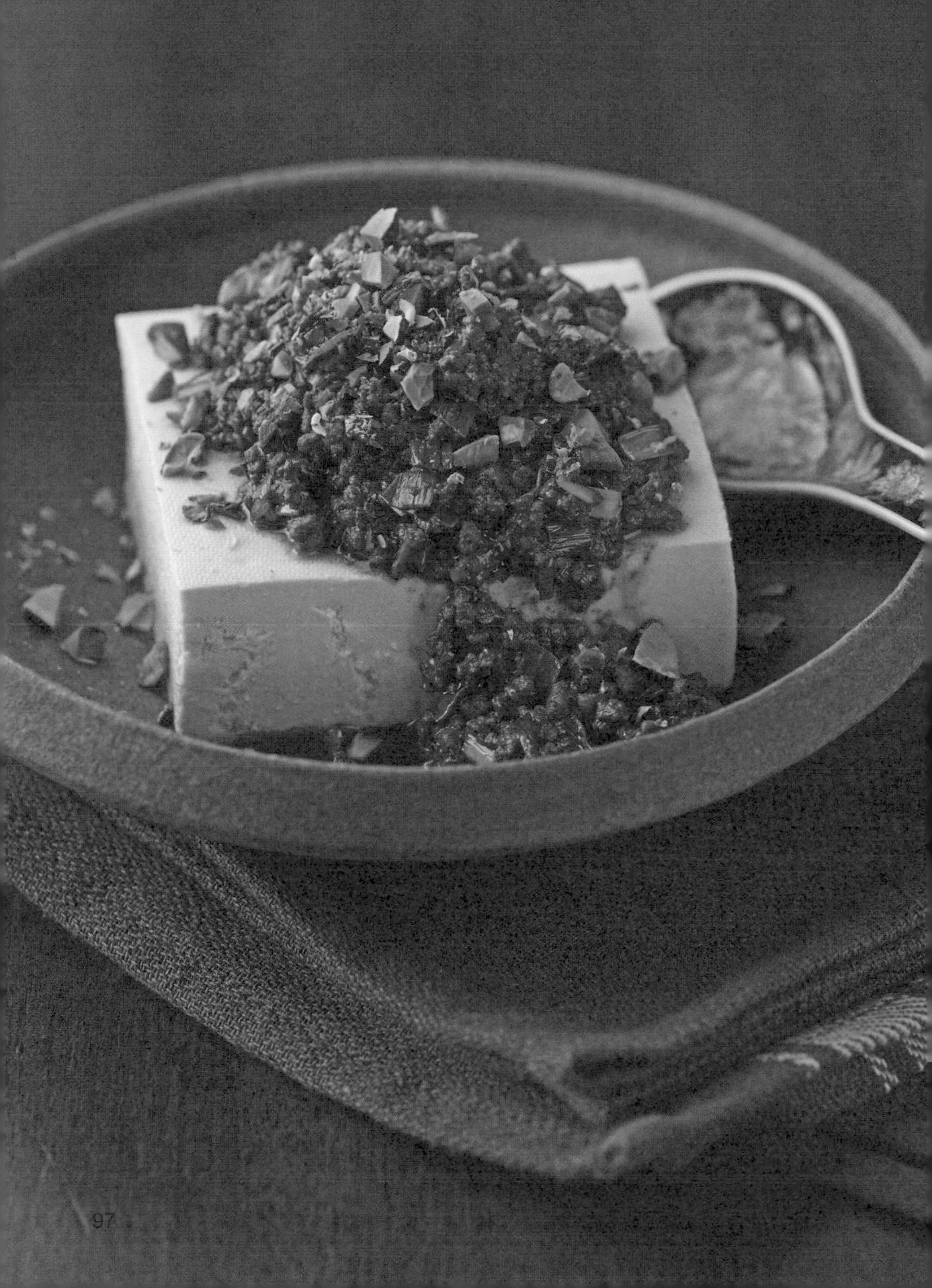

星期二

焗烤鯖魚佐茄子番茄：攝取 Omega-3 脂肪酸的最佳方式

想獲得 Omega-3 脂肪酸，最好的方式是吃新鮮的鯖魚，但平日若沒有時間料理，可以藉由簡單、便利的方法來攝取 Omega-3 脂肪酸，例如買鯖魚罐頭。

因為鯖魚罐頭裡的湯汁，含有從魚肉中溶解出來的 Omega-3 脂肪酸，如果就這麼倒掉的話太可惜了，不如拿來好好利用。

另外，起司也是富含優質蛋白質的食材。

這道料理還能搭配櫛瓜、綠花椰菜以及菇類等蔬菜，依個人的喜好自由搭配。

材料（兩人份）

味噌口味鯖魚罐頭…1 罐
（含湯汁重量約 200 公克）
茄子…1 根
番茄…1 個
鹽巴…少許
大蒜泥…1 份
披薩用起司…50 公克
切碎的歐芹…適量

製作方法

❶ 先將茄子切成 0.5 公分寬，然後均勻的撒上鹽巴。接著將番茄切成 0.7 公分寬的半月狀。把大蒜泥拌入鯖魚罐頭裡（不要倒掉罐頭汁）。
❷ 把切好的茄子和番茄交替放入耐熱容器中，然後把鯖魚罐頭裡的魚肉和湯汁，加到茄子和番茄之間的空隙裡，接著撒上起司。最後放進已經預熱到 200 度的烤爐中，烤約 10 分鐘（或用 1200W 的烤箱烤 15 分鐘左右），等到起司融化變色，就完成了。
❸ 撒上碎歐芹。

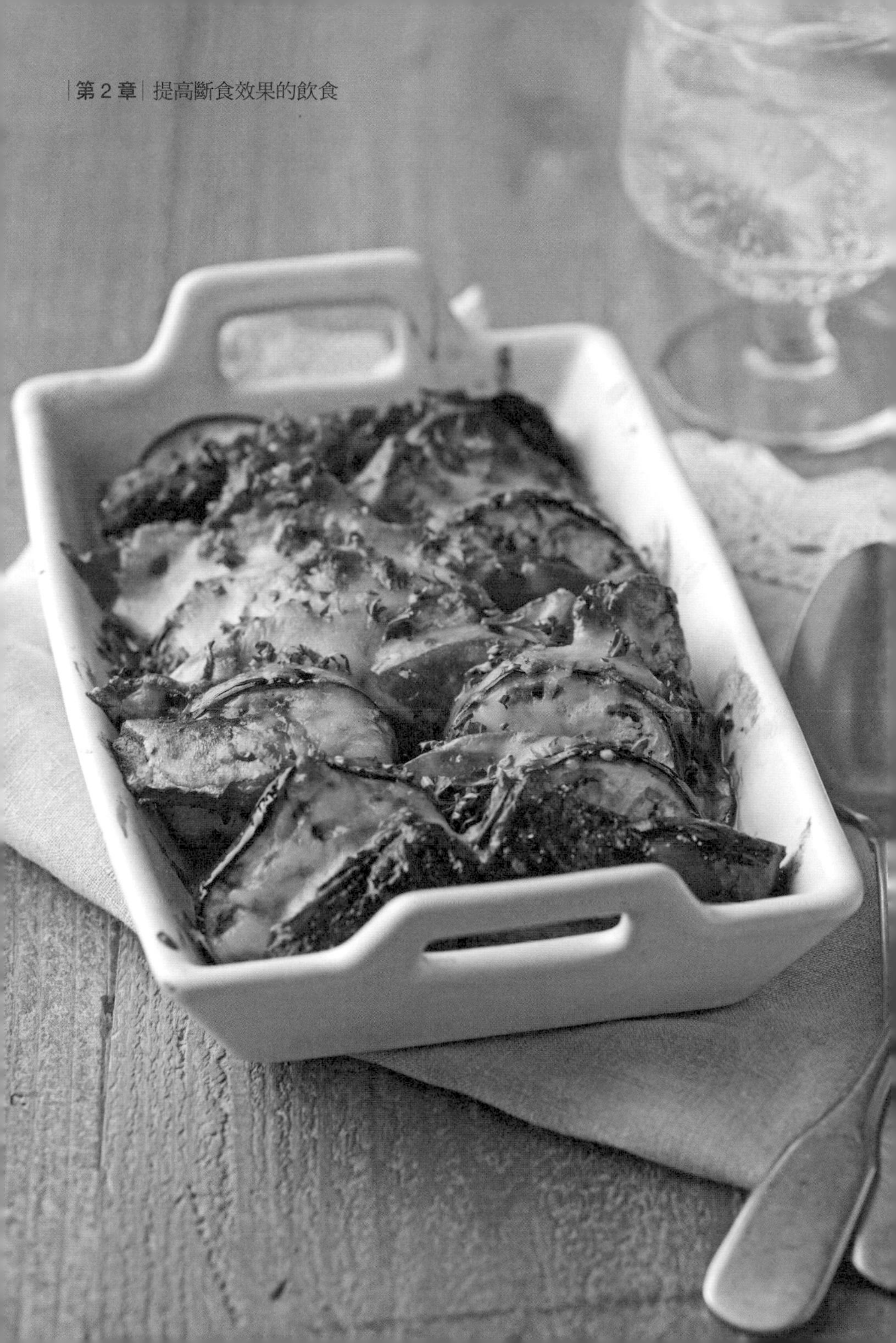

星期三

雞脯肉搭蕪菁的酸梅煮：防止脂肪細胞增加

星期三就來品嚐一道加入了酸梅的清爽料理。

酸梅含有檸檬酸，能消除人體的疲憊感。而雞脯肉富含優質蛋白質。料理的湯汁中因濃縮蔬菜的甘甜和營養成分，所以建議也要喝掉。完成料理後淋上亞麻仁油，可為清爽的湯汁增添一份醇厚感。

值得一提的是，酸梅裡的香草醛能防止脂肪細胞增加。而且加熱酸梅後食用，可以提升一二〇%的效果。

材料（兩人份）

雞脯肉…3 塊
蕪菁…2 大顆
酸梅…1 個
白高湯 *…2 小匙
水…3 ／ 4 杯
馬鈴薯粉…1 小匙
亞麻仁油…1 大匙

* 指在用柴魚片、昆布和香菇等材料熬煮的高湯中，加入白醬油〔以小麥粉為主要原料所製成的日式醬油〕或薄口醬油〔一種顏色較淡的日式醬油〕、砂糖以及味醂後製成的調味料。

製作方法

❶ 將雞脯肉斜切成一口左右的大小。蕪菁切成弧狀（不要去皮），蕪菁的葉片部分切成約 0.4 公分長。
❷ 把雞脯肉、蕪菁根部和切塊的酸梅放進鍋裡，接著加入一半的水（75 毫升），蓋上鍋蓋後加熱至水滾為止，接著用小火燉煮 4 至 5 分鐘。
❸ 將白高湯和馬鈴薯粉加入剩下的另一半水中（75 毫升）並充分攪拌，完成後將其倒進第二步準備好的鍋子裡。等整體充分融合並加熱到呈糊狀後放進蕪菁葉。等蕪菁葉煮軟後，料理就完成了。
❹ 將成品裝盤後再淋上亞麻仁油。

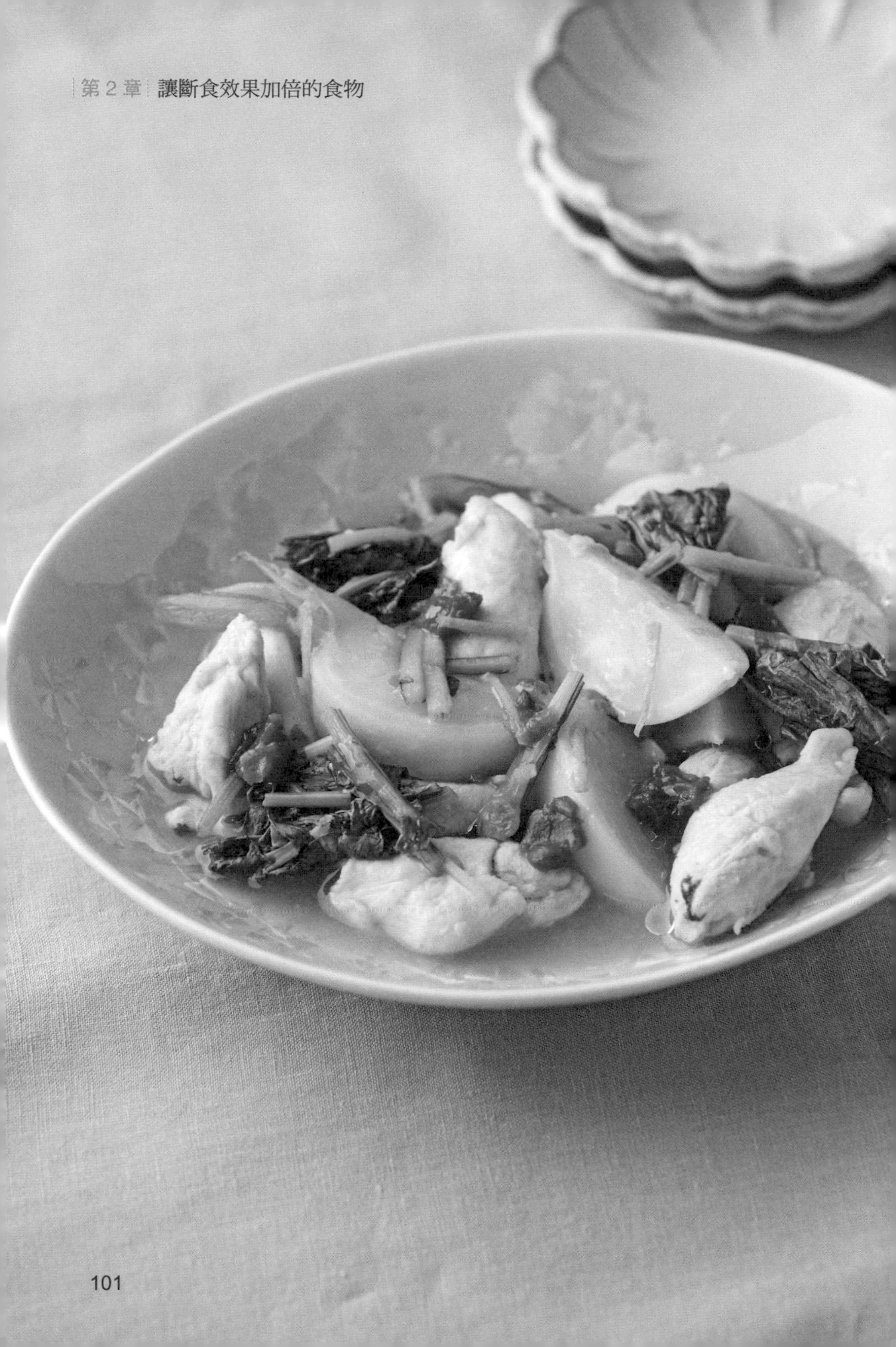

星期四

漬鮪魚拌醃蘿蔔：同時吃到脂肪酸和蛋白質

這道料理會用到的鮪魚和胡桃，都是可以讓人有效攝取到蛋白質和 Omega -3 脂肪酸的食材。如果再加入發酵食品，除了能幫助人們排出體內毒素，還能同時攝取到優質的營養。

這道料理既可蓋在白飯上來吃，還可以用海苔做成海苔捲，如此一來，就能同時攝取海藻的營養。另外，將核桃弄碎成塊狀後加入料理來食用，不只口感佳，還讓人吃不厭。

在一週將要結束前，吃點犒賞自己身體的東西吧。

材料（兩人份）

鮪魚（生魚片用）…150 公克
韓式泡菜…80 公克
醃蘿蔔…30 公克
胡桃…20 公克
納豆…1 盒
麵味露（2 倍濃縮）*…2 小匙
芝麻油…1 小匙
海苔、紫蘇葉…皆適量

* 又稱麵之友，一種日本常見調味料，臺灣超市也有販售。

製作方法

❶ 將鮪魚切成邊長約 1 公分的方塊狀（或買已經切好的也可以）。然後把魚肉與鰹魚醬油和芝麻油拌勻，接著放置 10 分鐘。
❷ 將韓式泡菜和醃蘿蔔切碎。把胡桃掰成較大的碎塊，然後拌入納豆裡（攪拌時，可加入納豆附上的醬汁與黃芥末）。
❸ 混合前兩步備好的食材，接著裝盤，用切成大小適中的海苔或紫蘇葉，將其包起來吃。

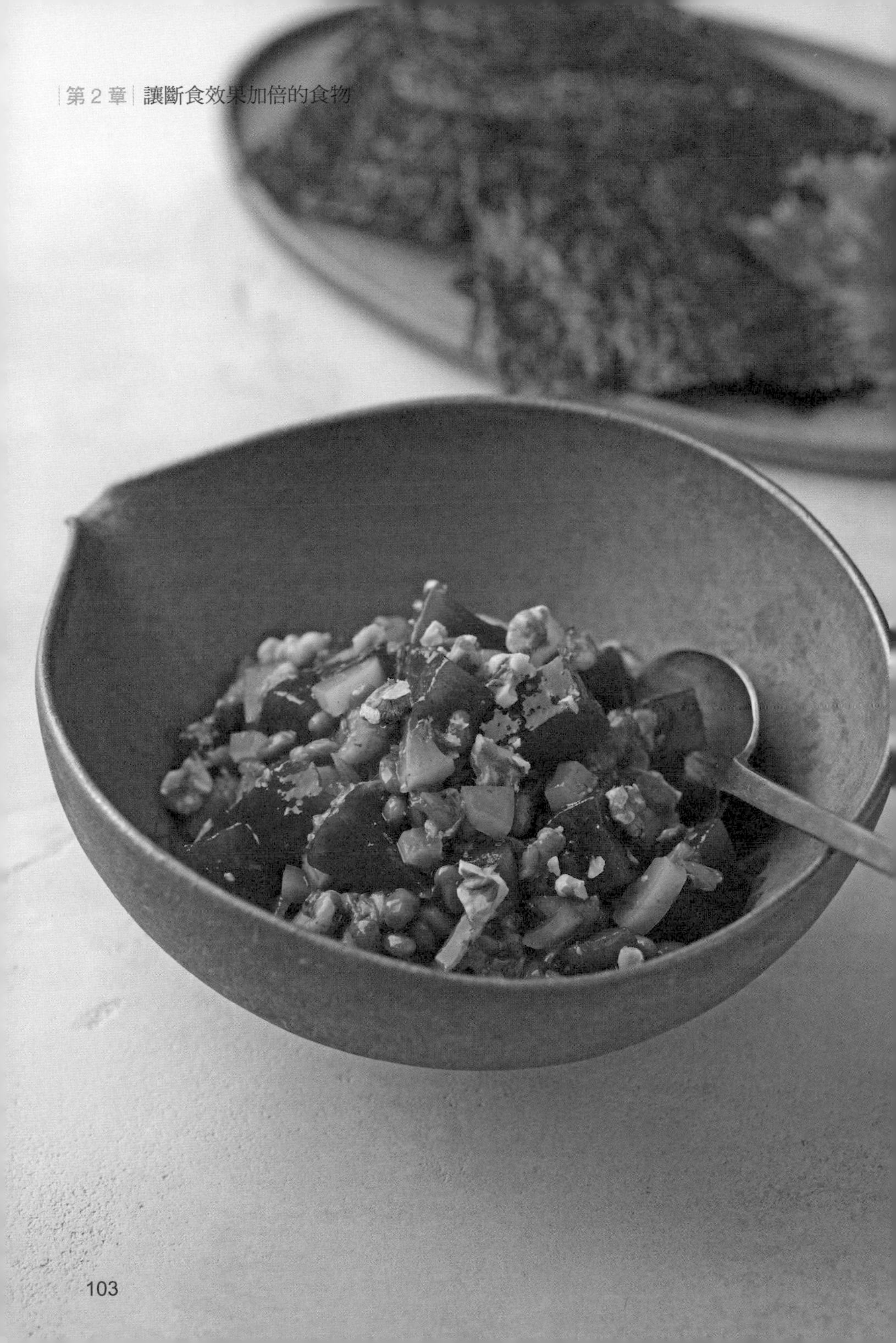

星期五

香辣堅果醬拌鰹魚：消除一週的疲勞

這是一道只需要切和拌勻，就能完成的簡單料理。藉由富含 Omega-3 脂肪酸的鰹魚和杏仁果，為我們消除一週下來累積的疲勞。

鰹魚含有的咪唑二肽（Imidazole Dipeptide），可以幫助我們消除疲勞。料理中所使用的佐料不只能增加風味，還能補充蛋白質。

搭配含有檸檬酸成分的醋一起食用，更能提升消除疲勞的效果。

材料（兩人份）

鰹魚（生魚片用）…200 公克
水菜…30 公克
蘘荷…2 根
紫蘇葉…2 片
杏仁果…10 粒（10 公克）
Ⓐ 薑泥…1 份
　蒜泥…少許
　醬油…1 大匙
　醋…1 小匙
　味醂…1 小匙
　豆瓣醬…少許（也可使用辣油或七味唐辛子）

製作方法

❶ 將鰹魚切片（0.7 公分），水菜切成約 3 公分長。蘘荷、紫蘇葉和杏仁果大致切碎即可。把材料Ⓐ充分拌勻後即完成醬汁。
❷ 把鰹魚和水菜裝盤，然後淋上醬汁就完成了。

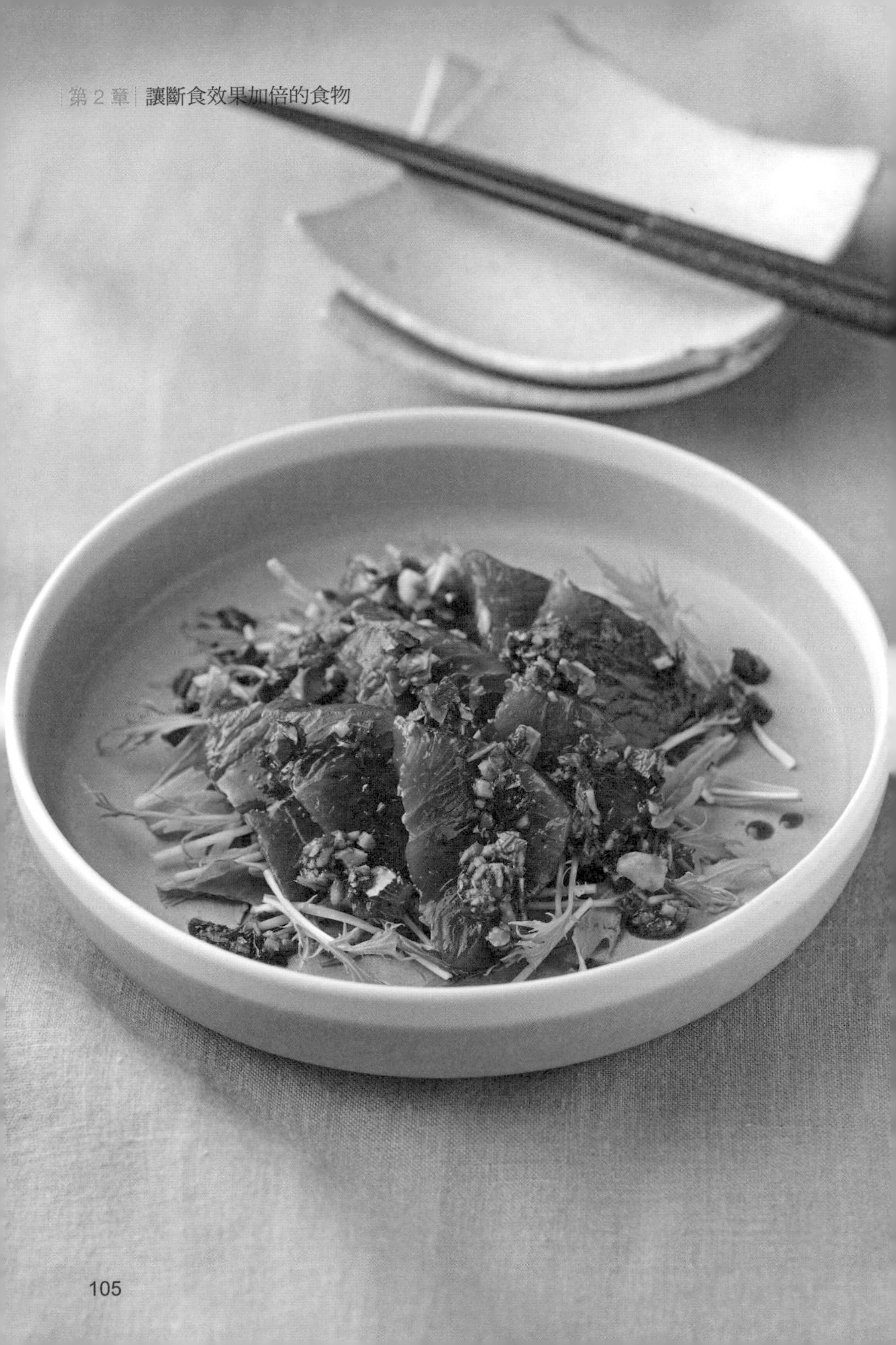

星期六

大蒜燉雞肉配堅果：提升優格的口感

假日最適合吃燉煮料理了，尤其這一道大量使用原味優格的奇克美露里（Chkmeruli，東歐國家喬治亞的傳統料理）。

雖然優格裡的菌類經過加熱會死去，但吃下肚後還是能起到降低血壓以及膽固醇的作用。

含有 Omega -3 脂肪酸的堅果經燉煮後會變軟，和其他食材融合在一起，變得更好吃。

這道料理可以一次做多一點，然後放在冷凍庫保存起來。

材料（兩人份）

雞翅根…600 公克（約 8 個）
洋蔥…1 個
大蒜…40 公克
鹽…1 小匙
胡椒…少許
小麥粉…1 大匙
橄欖油…1 大匙
水…1 杯
白葡萄酒…2 大匙
綜合堅果（無鹽）…80 公克
原味優格（無鹽）…300 公克
大蒜泥…2 份
奶油…40 公克

製作方法

❶ 先將鹽和胡椒與雞翅根充分混合，然後撒上小麥粉。把洋蔥切成約 1 公分寬，大蒜切碎。
❷ 鍋裡倒橄欖油後，拌炒大蒜，等香味出來後接著加入洋蔥一起炒。待洋蔥變軟後再放進雞翅根，加熱雞翅根，直到表面呈棕褐色。
❸ 接著往鍋裡加入水、白葡萄酒、堅果和原味優格，然後加熱至沸騰。沸騰後蓋上鍋蓋，以小火再繼續燉煮約半小時。
❹ 最後加入大蒜泥和奶油，等到奶油融化後就可以裝盤了。此外可依個人喜好，另外添加優格（不在材料計量內）來食用。

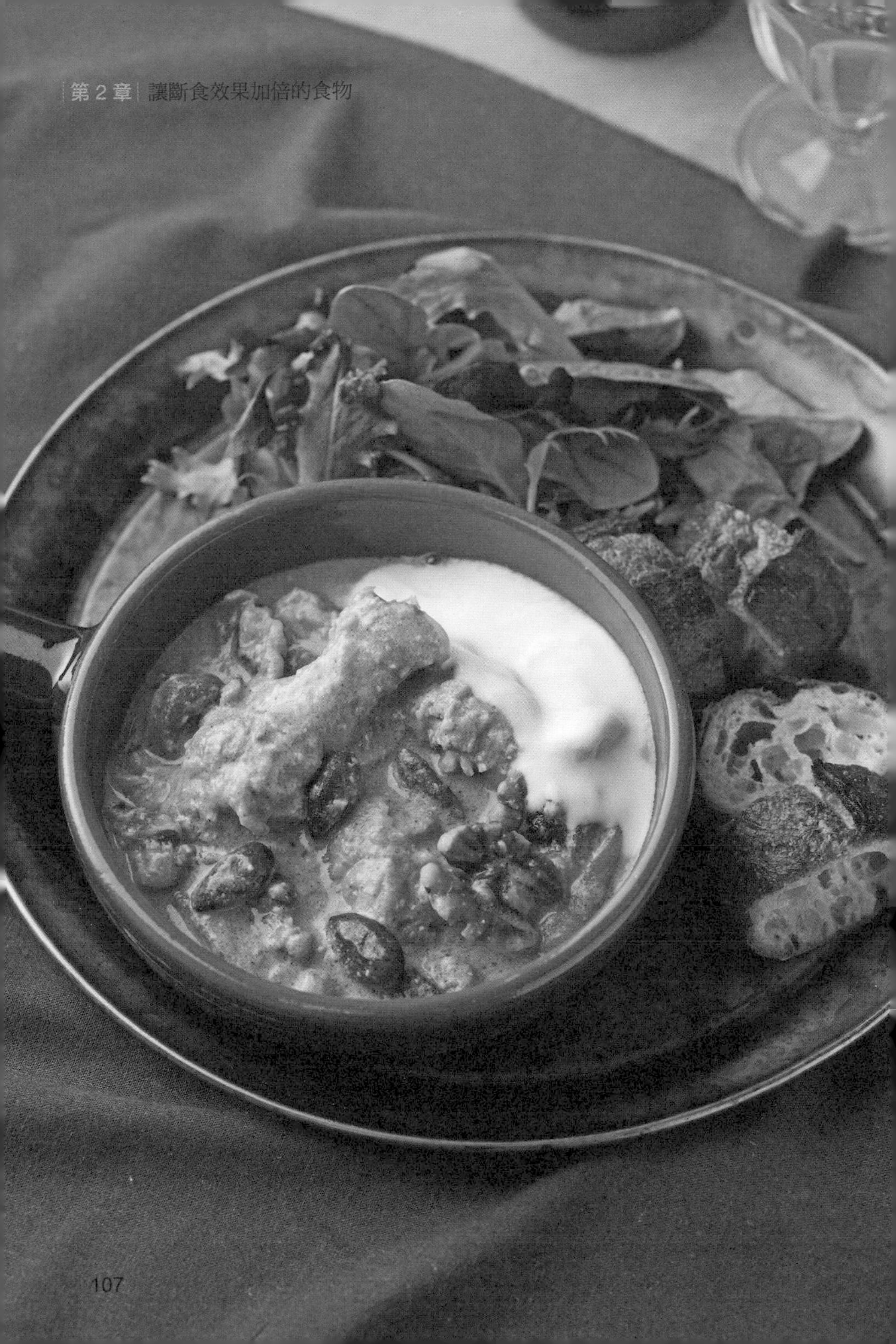

星期日

醃漬熟鯖魚蔬菜：紅椒助燃脂

星期天用生鯖魚來製作一道新鮮又可攝取到 Omega-3 脂肪酸的料理吧。

因為紅椒可以幫助燃燒脂肪，所以請務必加進這道料理中。

由於這道料理可以久放，大家不妨在星期天時多做點，當作保存食品來食用也很方便。

另外這道菜就算放在冰箱裡，冷冷的也很好吃。

材料（兩人份）

鯖魚…1／2 片
鹽、胡椒…皆少許
紅椒…1／3 個
青椒…3 個
茄子…1 個
薑…1 份
芝麻油…1 大匙
Ⓐ 鰹魚醬油（2 倍濃縮）…3 大匙
紫蘇油…2 小匙
醋…2 小匙
砂糖…1 小匙
芝麻油…1 小匙

製作方法

❶ 將鯖魚去骨後，切成一口大小的塊狀，然後撒上鹽和胡椒。接著把紅椒、青椒和茄子也切成一口大小的塊狀。把薑切碎。
❷ 把材料Ⓐ和薑放到平底鍋後，充分拌勻。
❸ 將芝麻油倒入平底鍋加熱，油熱好之後，放入蔬菜和鯖魚。待鯖魚表面變色後，把第二步備好的部分倒入鍋中，醃漬 30 分鐘以上。食用時可以依個人喜好加入蔥絲（材料外）。

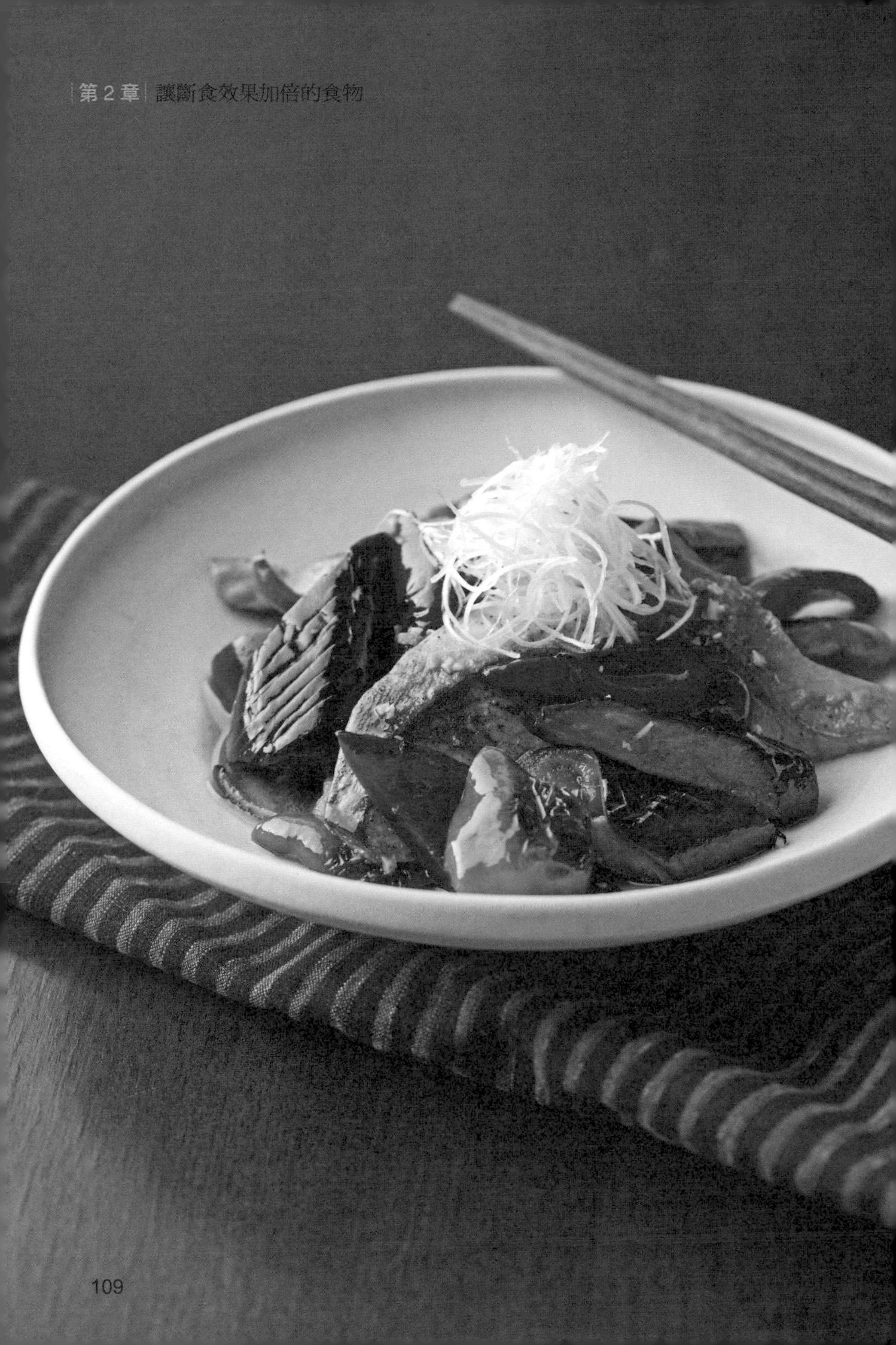

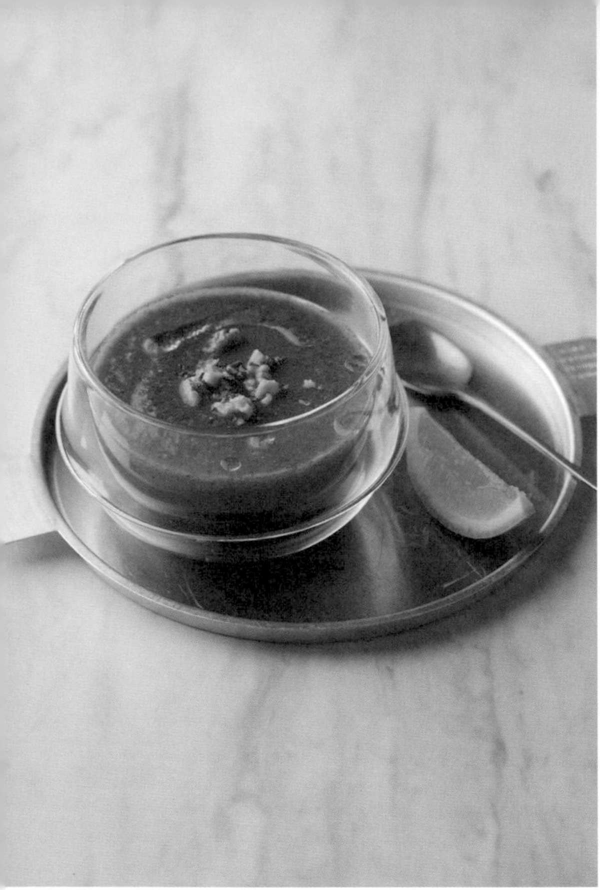

輔助湯品

用攪拌器做成的冷湯，
腸胃沒負擔

107 kcal

番茄冷湯

製作方法

❶ 把番茄、紅椒、芹菜切成一口大小後，和胡桃一起放進攪拌器，攪拌至看起來滑順為止。
❷ 接著加入鹽和塔巴斯科辣椒醬調味，然後裝進杯裡，並淋上亞麻仁油。
可以依個人喜好撒上碎胡桃和切碎的芹菜（材料外）。

材料（一份）

番茄…1／2 個
紅椒…1／6 個
芹菜…1／4 根
胡桃…10 公克
鹽巴…比 1／4 小匙再少一些
塔巴斯科辣椒醬…少許
亞麻仁油…少許

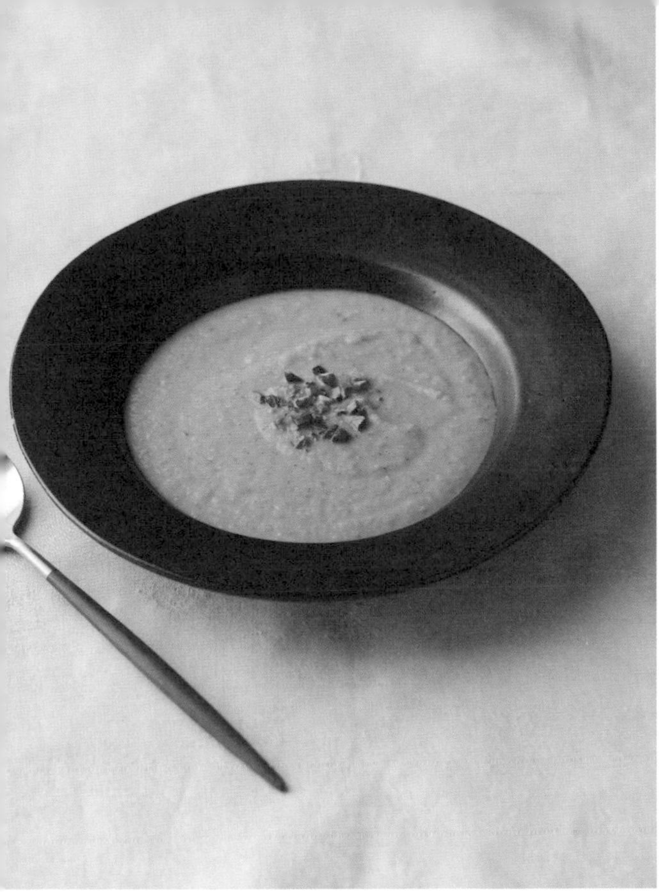

輔助湯品

堅果濃厚又甘甜，冰鎮後也很好吃

126 kcal

蕪菁濃湯

製作方法

❶ 蕪菁根部切成約 0.5 公分的半月狀，葉子部分切成約 3 公分長。大蔥斜切成薄片，薑切碎（最後會放進攪拌機攪拌，所以也可切成塊狀）。

❷ 把第一步做好的食材和杏仁果、水加進鍋裡，先加熱煮至沸騰後暫時熄火，接著煮 5 分鐘。熄火後放涼，然後倒入攪拌機裡，攪拌至滑順為止。

❸ 把成品倒回鍋中熱一下，並加入鹽麴和醬油調味。倒入杯中後，可撒上碎杏仁果（材料外）來食用。

材料（一份）

蕪菁⋯大 1 個
大蔥⋯1 ／ 4 根
薑⋯1 ／ 2 份
杏仁果⋯10 公克（10 粒）
水⋯1 杯
鹽麴⋯稍微少於 1 大匙
醬油⋯少許

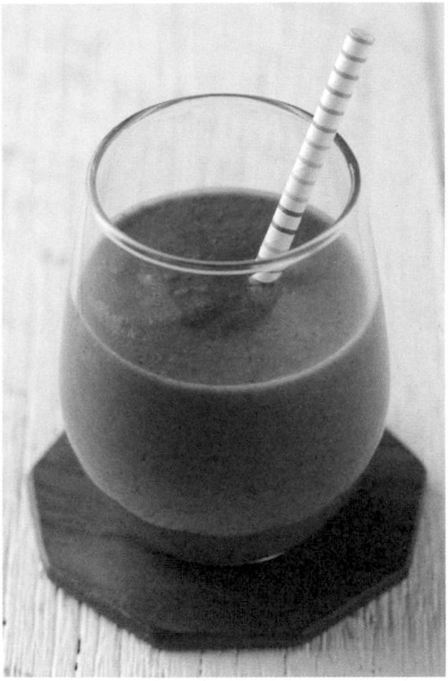

綠果昔：幫助人體吸收蛋白質

製作方法

❶ 將小松菜、奇異果和羽衣甘藍大致切成合適的大小。
❷ 把第一步準備好的食材，跟胡桃、水一起加入攪拌器裡，攪拌至呈滑順狀就完成了。

材料（一杯）

121 kcal

小松菜…50 公克
奇異果…1 個
羽衣甘藍…1 片
胡桃…10 公克
水…1 ／ 2 杯

喝的巧克力：讓人飽足又滿足

117 kcal

製作方法

❶ 把切好的香蕉和菠菜放進攪拌機。
❷ 把剩下的材料也放進攪拌機裡，然後攪拌至呈滑順狀就完成了。

材料（一份）

香蕉…1 ／ 2 根（50 公克）
菠菜…50 公克
藍莓…25 公克
杏仁果…5 粒（5 公克）
可可粉…1 大匙
水…1 ／ 2 杯

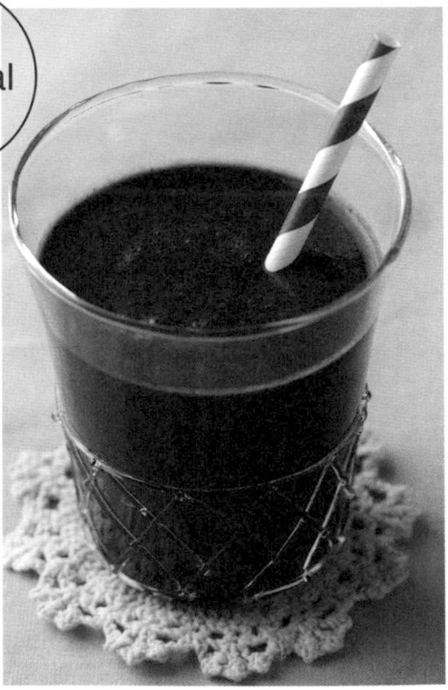

第3章

不只瘦身，還能抗老、遠離過敏

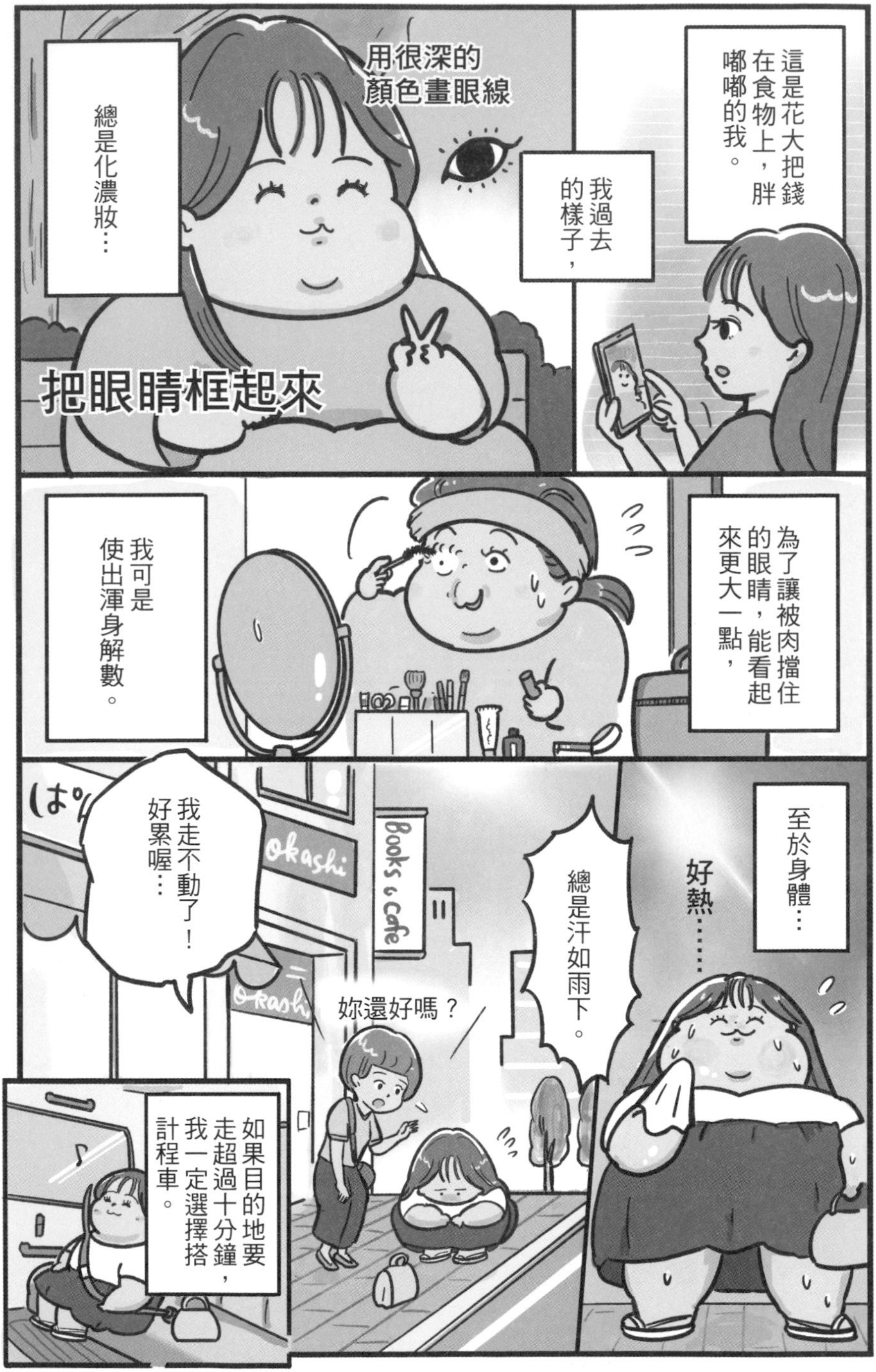
這是花大把錢在食物上，胖嘟嘟的我。
我過去的樣子，
用很深的顏色畫眼線
總是化濃妝⋯
把眼睛框起來
為了讓被肉擋住的眼睛，能看起來更大一點，
我可是使出渾身解數。
至於身體⋯
好熱⋯⋯
總是汗如雨下。
妳還好嗎？
我走不動了！好累喔⋯
如果目的地要走超過十分鐘，我一定選擇搭計程車。

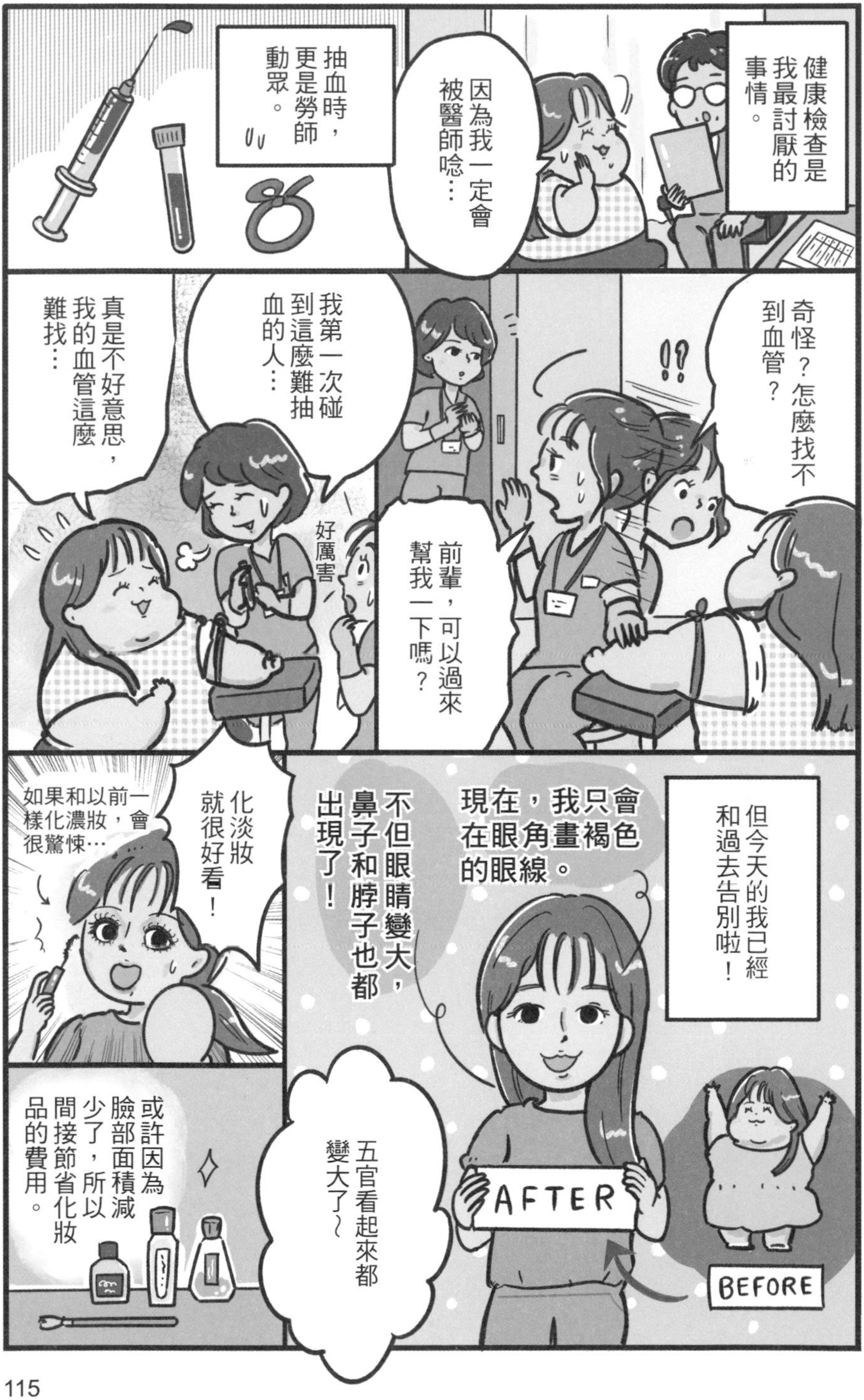
健康檢查是我最討厭的事情。
因為我一定會被醫師唸…
抽血時，更是勞師動眾。
奇怪？怎麼找不到血管？
前輩，可以過來幫我一下嗎？
我第一次碰到這麼難抽血的人…
好厲害
真是不好意思，我的血管這麼難找…
但今天的我已經和過去告別啦！
現在，我只會在眼角畫褐色的眼線。
不但眼睛變大，鼻子和脖子也都出現了！
AFTER
BEFORE
五官看起來都變大了～
化淡妝就很好看！
如果和以前一樣化濃妝，會很驚悚…
或許因為臉部面積減少了，所以間接節省化妝品的費用。

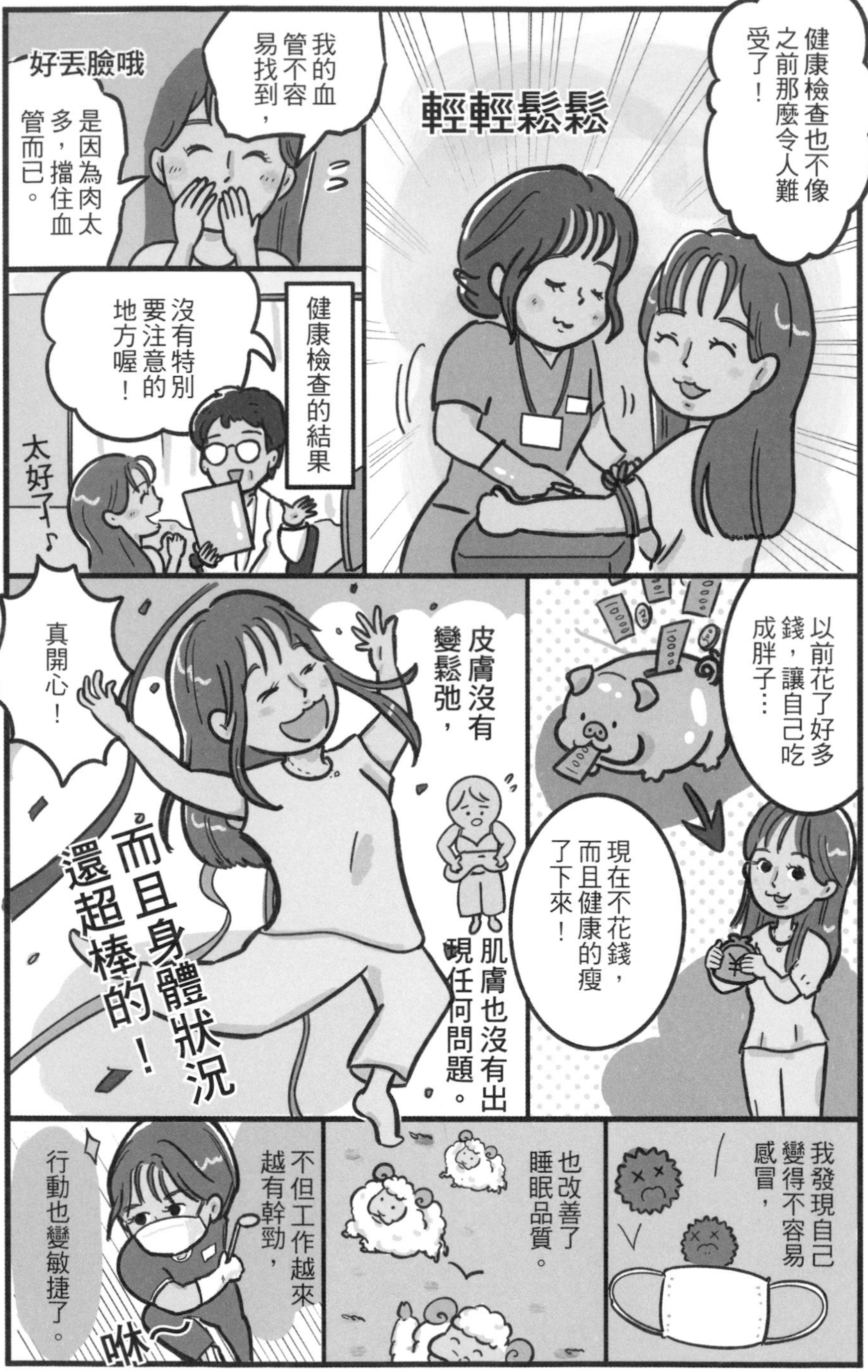
健康檢查也不像之前那麼令人難受了！
輕輕鬆鬆
我的血管不容易找到，
是因為肉太多，擋住血管而已。
好丟臉哦
健康檢查的結果
沒有特別要注意的地方喔！
太好了♪
以前花了好多錢，讓自己吃成胖子……
現在不花錢，而且健康的瘦了下來！
皮膚沒有變鬆弛，
肌膚也沒有出現任何問題。
真開心！
而且身體狀況還超棒的！
我發現自己變得不容易感冒，
也改善了睡眠品質。
不但工作越來越有幹勁，
行動也變敏捷了。
咻～

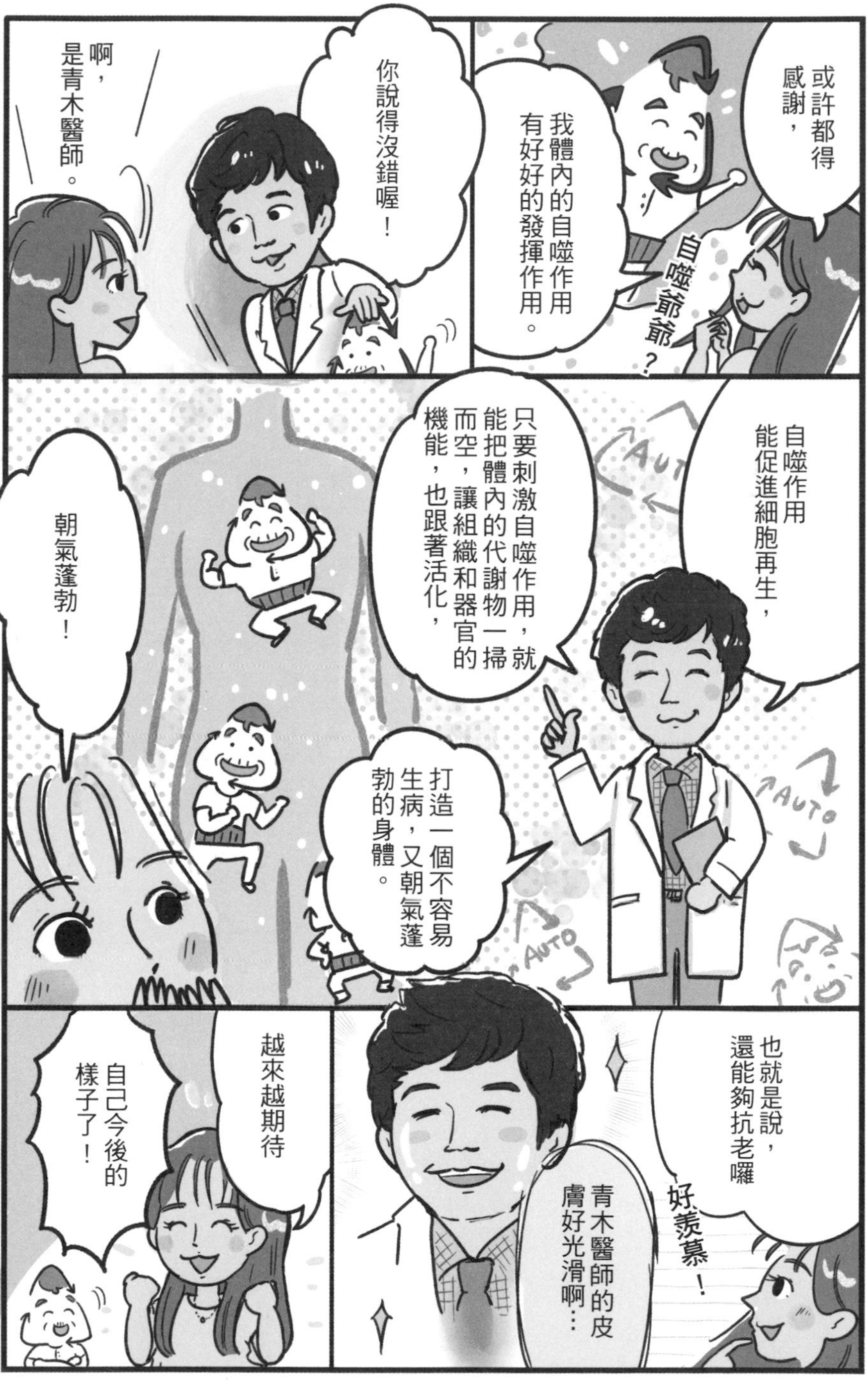
或許都得感謝，
我體內的自噬作用有好好的發揮作用。
自噬爺爺？
你說得沒錯喔！
啊，是青木醫師。
自噬作用能促進細胞再生，
只要刺激自噬作用，就能把體內的代謝物一掃而空，讓組織和器官的機能，也跟著活化，
打造一個不容易生病，又朝氣蓬勃的身體。
朝氣蓬勃！
也就是說，還能夠抗老囉
好羨慕！
青木醫師的皮膚好光滑啊…
越來越期待
自己今後的樣子了！

不容易腰痛和腳痛

十六小時斷食，是藉由拉長不吃東西的時間，幫助人們解決肥胖問題。當體重變輕、脂肪變少後，不只人的外貌會出現變化，還會帶來其他好處：

- 減輕對腳和腰部的負擔，不容易出現疼痛。
- 脖子周邊的脂肪變少，便不會壓迫氣管，減少發生睡眠呼吸中止症。
- 減少脂肪壓迫血管和淋巴管，預防高血壓和心臟衰竭。
- 減少分泌有害激素，降低罹癌糖尿病、腦中風、冠狀動脈疾病的機率。

當人們持續實踐十六小時空腹法，不論健康、抗衰老或美容方面，都會出現令人欣喜的正面影響。**斷食現在已成為德國和俄羅斯官方認可，適用於保險的醫療行為了**。相信在不久的將來，其他國家也會跟進。

根據日本癌學會公布的資料顯示，引起癌症的主因，包括吸菸（三〇％）和肥胖（三〇％）。由此可知在預防癌症上，減肥和戒菸同樣重要。

日本癌學會公布的另一項資料，則顯示「從英國一項以五百二十四萬人為對象的追蹤調查，可以了解**二十二種癌症中有十七種，和肥胖呈正相關**」。

另外，國際癌症研究機構（International Agency for Research on Cancer，簡稱ＩＡＲＣ）針對平均年齡在六十二歲至六十三歲的老人進行調查，結果顯示，當一個人的腰圍增加十一公分，則增加一三％罹患與肥胖相關的癌症風險。

除了癌症外，還有許多問題，如**生活習慣病或過敏等，也能藉由十六小時斷食，降低發生風險**。十六小時斷食不只能減重，也有助於我們維持身體健康、抗衰老。現在讓我們一起延長空腹的時間吧。

自噬作用，能分解老舊細胞

十六小時空腹法能讓人遠離疾病，重拾充滿朝氣又健康的身體，原因在於這麼做可以大幅活化體內的自噬作用效果。

人體由約六十兆個細胞組成，而蛋白質是構成這些細胞的主要成分。儘管人體每天都會排出衰老或損壞的蛋白質，但少部分無法排出體外的蛋白質，則會留在細胞裡。如此一來就會對細胞造成傷害，成為許多引發身體不適或引起疾病的原因。

可是只要人們空腹超過十六小時，這段時間不攝取任何營養，為了生存下去，人體就會把積累在細胞內，已經老、壞的蛋白質集合起來進行分解，以此來

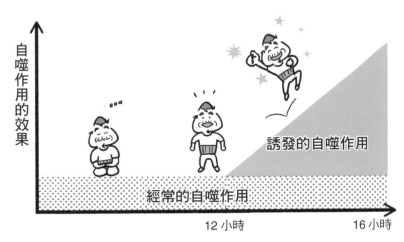

藉由空腹能活化自噬作用，消除老舊細胞。

製造新的蛋白質。經過這道程序後，**讓我們的身體感到不適或造成疾病發生原因的老舊細胞數量，就會越來越少了。**

值得一提的是，自噬作用還能分解和淨化侵入人體細胞內的病原菌。

另外，每個人的身體裡，細胞存在著數百甚至數千個有「粒線體」之稱的小器官。只要年輕又有活力的粒線體在細胞內的數量越多，人們就會顯得朝氣又健康。而自噬作用同樣具有能讓粒線體再生的能力。

當肝胃都過勞，代謝物就一直積在體內

大家是否想過，當你說出「今天好累啊！」或「我很容易疲勞」時，是什麼原因造成這些情況呢？是身體累還是心累，或者兩者都有？

其實除了身體和精神外，你的內臟也很疲憊——因為一天三餐，會讓內臟不停的運作。在吃下肚的東西全部被消化掉以前，再次進食，可以說，內臟絲毫沒有喘息的時間，於是陷入過勞狀態。

食物停留在胃裡的時間（被消化為止），平均為兩至三小時。脂肪含量較高的食物，甚至會長達四至五小時。接著，食物從胃被送到小腸，需要五至八個小時。之後才由大腸花十五至二十小時，吸收食物中的水分和養分。

換句話說，在一日三餐的情況下，前一餐吃的食物還停留在胃和腸子裡，過**沒多久，下一餐吃的食物又被送過來，導致腸胃一直在工作。**

一日三餐不只會讓腸胃感到疲憊，肝臟同樣會受到波及，而且受到的影響甚至比腸胃還嚴重。

腸胃和肝臟一疲勞，就會變遲鈍，進而發生**「無法順利吸收營養」或「沒辦法把體內的代謝物排乾淨」**等問題。

吃，絕不是「把食物送進嘴裡」就結束了。因為食物在進入體內後，先被分解，接著人體才會從中吸收所需的營養，最後將代謝物排出體外。要完成上述這些事情，需要不同的臟器們努力的工作。

所以對人體而言，當食物通過喉嚨後，「進食」才正式進入最重要的環節。若想活得健康又漂亮，我們應該要隔開進食時間，讓內臟得到充分的休息。

內臟重置，腸子就有抵抗力

內臟在休息十六小時後，會進行「重置」（Reset）。內臟經過重置後，首先能改善人們的便祕和腹瀉等問題，腸子最能直接感受到這樣的變化。人類的腸道裡，存在幾種「腸道菌群」：

- 好菌（益生菌）：幫助消化，維持人體健康。
- 壞菌：造成腸道腐壞，引起多種疾病。
- 中性菌（伺機菌、條件致病菌）：在人體變弱後，會轉變成壞菌。

人健康時，體內的好菌會占優勢，然而當腸子疲勞，無法好好的工作時，腸道會開始累積代謝物和有害物質，中性菌在此時會轉變成壞菌，導致壞菌數量增加，在體內占優勢，這種情況稱為「腸道環境惡化」。

一旦腸道環境惡化，**就會降低免疫力，使人容易罹患感冒或肺炎等傳染病**。**此外還會加劇過敏症狀、提高癌症發生率、出現皮膚問題以及體臭**等，對健康和美容都會造成不良影響。

這是因為**腸道裡的免疫細胞和抗體數量，占了人體內免疫細胞和抗體總數的六〇％以上**。而免疫細胞的作用，正是清除從外部進入到人體內的異物（病毒和毒素等），以及已經形成的癌細胞。只要我們能藉由空腹來提升免疫力，就能讓自己保有青春與活力。

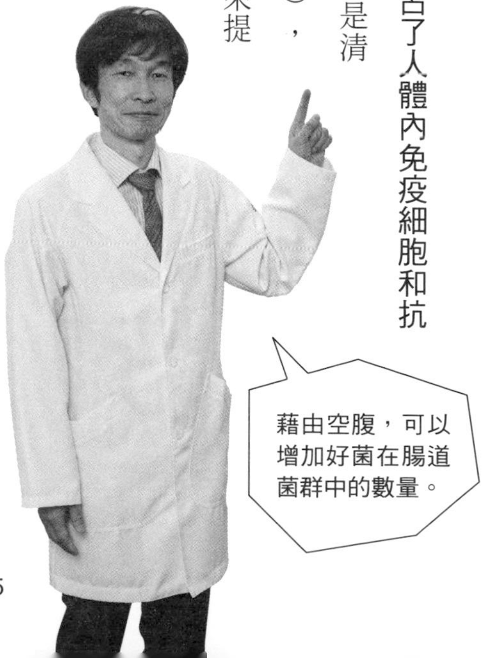

腸胃疲勞，吃再多保健品都沒用

如果腸胃好，皮膚和頭髮的狀況自然不會差。只要正常發揮消化機能，人們就能從食物裡攝取到完整的養分，如此一來，自然能補充皮膚和頭髮所需的足量維生素、礦物質以及微量元素。

反之，就算為了變漂亮，而服用富含維生素和礦物質的保健品，只要腸胃疲勞，且消化機能無法正常運作，人體自然難以吸收保健品中的營養，當然達不到預期的美容效果。

另外，若腸道裡殘留無法消化完的食物，那麼這些食物就會腐敗，進而產生如阿摩尼亞（氨）等有害物質。這些對人體有害的物質，會隨著血液流遍全身，是造成皮膚變差和長青春痘的原因。順帶一提，有些人的體臭會變嚴重，也跟有害物質脫離不了關係。

也就是說，**只要腸道環境能獲得改善，那麼皮膚變差或體臭的問題都能迎刃而解**。

進一步來說，要是血液中的營養過剩，也會造成血液和血管的狀態變差。因為人們要是過度攝取醣類和脂肪，血液裡的三酸甘油酯，以及有「壞膽固醇」之稱的「低密度脂蛋白」（ＬＤＬ），也會隨之增加。

一旦三酸甘油酯和低密度脂蛋白附著在血管壁上，血管就會變窄，進而影響血液流動狀態，使血液無法順利把養分送到體內各個部位，結果就是代謝物難以被排出體外，皮膚容易出現問題。

從這點來看，因為十六小時斷食，可以減少醣類和脂肪的攝取量，所以**能逐步獲得改善血管狀態，讓體內的血液流動和排毒變得更加順暢**。

空腹，最強的抗老法

所謂的老化，嚴格來說是指細胞老化。例如，人出現皺紋或老人斑，是因為皮膚細胞老化所致；出現白頭髮，是因頭髮以及皮膚細胞老化後，引起細胞功能衰退所致。**經由空腹引發的自噬作用，能讓衰老的細胞重獲新生，可以說是一種最強而有力的抗衰老方法**。

一般認為，人過了四十歲會加速老化。其原因在於四十歲後，能去除活性氧的「抗氧化酶」（Antioxidative Enzyme）功能迅速減弱。

活性氧的氧化能力很強，雖然少量的活性氧能排除病毒和入侵到人體中異物，但只要數量一多，就會氧化人體內的 DNA 和細胞，對它們造成傷害。大家可以想像一下，鐵類工具在氧化後生鏽，變得難以使用的樣子。同理，我們的細胞經氧化（就是老化）後狀況變差，自然很難維持原本的功能。

氧化不只和年齡的增長有關，**吃得太飽同樣會讓體內的活性氧大量增加，而執行十六小時斷食，則能抑制這種情況**。

另外，**延長空腹的時間，還能促進人體分泌生長激素**。生長激素能促進脂肪分解、提高代謝及製造膠原蛋白。然而人約四十歲時的生長激素分泌量，只有約二十歲年輕人的一半而已。正因如此，需要藉由空腹來加充生長激素。

只要改善腸道環境，皮膚便不易產生皺紋。若能藉由空腹時間來調整腸道環境，促進自噬作用、產生抗氧化酶和成長激素，來延緩出現皺紋、老人斑和白頭髮等老化現象，那麼「即使年齡增長，外表依舊年輕」，就不會是天方夜譚。

消除讓自己看起來胖胖的浮腫

藉由空腹，腎臟得以休息。腎臟一旦過勞後，原本能發揮的功能就會減弱，如此一來會導致人體所需的蛋白質和礦物質被排出體外，**代謝物卻在人體和血液中積累，造成血液的流動變差。**

血液流動變差，人體活動時需要的氧氣和營養，就無法被輸送到身體各處，進而導致皮況變差，容易出現皺紋和老人斑，甚至產生浮腫。有些人雖然靠其他的減肥方法減輕體重，但「看起來好像沒有比較瘦」，究其原因可能和浮腫脫離不了關係。

過多的脂肪會壓迫血管和淋巴管，一般來說，**只要減少體重、去除這些脂肪**

後，**就能改善血液和淋巴的流動，減輕浮腫的程度。**另外，因提升血液的流動狀態後，能順利提供氧氣和營養給細胞，**進而改善內臟和新陳代謝的狀況，也能好好的將代謝物排出體外。**也比較不容易發生浮腫。

進一步來說，目前已有許多研究結果表明，「自噬作用帶來的抗發炎和抗氧化作用，能延緩慢性腎臟病的惡化」。此外，還有論文指出，「利用小白鼠做的實驗顯示，間歇性斷食可以延緩糖尿病腎臟病變的惡化」（間歇性斷食和十六小時斷食一樣，都需要維持幾個小時不吃東西）。

只要自噬作用能活躍起來，腎臟功能也得到改善的話，除了消除浮腫，還能遠離各種不適的症狀和疾病。

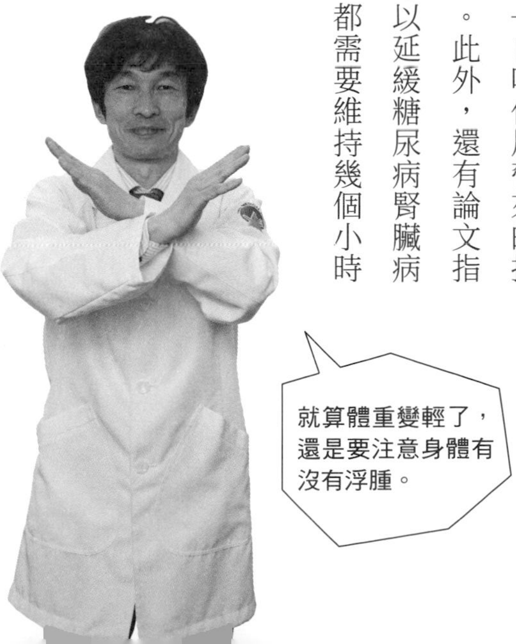

經常過度飲食，會慢性疲勞

有些人雖想全心全意的投入工作、家事或個人興趣，卻因時常會感到疲勞和沒有力氣，而難以如願。

事實上，內臟功能衰退造成代謝變差，代謝物累積體內，不僅讓人發福，還容易使人感到疲累。

舉例來說，當人縮短每一餐的間隔時間，讓「過度飲食」成為常態，便導致肝臟過勞，結果就是，原本需要被肝臟分解的毒素和代謝物，大量囤在體內；胃過度工作，會減弱消化機能減弱，使胃無法完整吸收食物中的營養，這些都是讓身體疲勞的原因。

如果出現上述情況，再加上活性氧增加，那麼身體更容易累。

長期下來，就會陷入「一覺得累，就不想動，導致身材走樣」的惡性循環中，甚至連帶影響人的工作表現。若不希望發生這樣的事情，**我們需要透過不吃東西的時間，讓內臟好好的休息，重拾精神和體力**。

另一方面，不少人雖然沒有前面提到的慢性疲勞問題，但在用完餐後出現倦怠感，身體懶洋洋的。

其實，人體為了消化吃下肚的食物，血液會往胃部集中。然後隨著血糖上升，人會感到一定程度的倦怠感，這是無可避免的事情。

但要是這樣的倦怠感或懶洋洋的情況有點嚴重的話，則很有可能和「吃太多」、「胃腸等內臟機能減弱」或「血糖值長期偏高」這幾種情形有關。

藉由空腹十六小時，讓內臟好好的休息，使身心都恢復元氣。

吃太多，心情容易焦躁

一天三餐使血糖值長期處在高位，讓人的精神產生負面影響，如焦躁、情緒起伏激烈以及對什麼事都提不起勁等。在用完餐後，尤其容易出現這樣的狀況。

過度攝取醣類，會讓血糖值（血液中的葡萄糖）急速上升。進而引發讓人的身心失調的嚴重健康問題。所以，在血糖值上升後，胰臟會開始分泌胰島素。因為胰島素能藉由把葡萄糖送到全身細胞，使血糖值降下來。

可是，如果血糖值上升速度過快，會導致胰島素被大量分泌出來，結果反而使升高的血糖值又迅速降低。這種讓血糖像坐雲霄飛車般，忽上忽下的狀況，就是引起用完餐後，會讓人們感到心情焦躁或情緒容易起伏的原因。

反之，若血糖值的升降速度較為緩和，則不會出現前面提到的問題。**只要我們刻意保留一段時間不吃東西，讓內臟好好休息，血糖會慢慢的降下來，使自己的精神維持在穩定狀態。**

相信有不少人在晚上結束工作後，無法順利的轉換心情，讓自己放鬆下來。尤其最近因環境影響，許多人變成遠距工作，有些人因此抱怨自己很難切換上、下班的狀態。其實，十六小時斷食**能讓體內的副交感神經處於優位，幫助人們轉換成休息模式，放鬆的同時也緩解焦慮的心情。**相反的，要是交感神經較活躍，人們就容易感到不安和壓力。

順帶一題，不同的宗教儀式裡也出現斷食法，例如佛教的修行或伊斯蘭教的齋戒月（Ramadan）。目前已有許多研究報告指出，一般人就算不依嚴格的宗教規定來實踐斷食（按：如伊斯蘭教在齋戒月，從日出到日落之間，禁止飲食），光是十六小時不吃東西，也能**安定精神、保持清醒及提高工作的專注力等。**

老是睡不好？吃太多害的

到目前為止，相信各位讀者已經了解，空腹是「一帖良藥」。這一節要告訴大家，睡眠是另一劑對健康有益的靈丹妙藥。

睡眠和維持健康及美容的關係相當密切。

由於睡眠品質好壞，強烈影響人的身心狀況，所以對希望提升自己工作表現的人和運動員等而言，普遍共識是重視睡眠品質。

減肥和睡眠的關係，一直受到矚目。良好的睡眠品質不僅可以使人的情緒保持穩定，還能讓副交感神經處於優位。如此一來，人們就不會為了抒發壓力而暴飲暴食，自然能控制食物量。

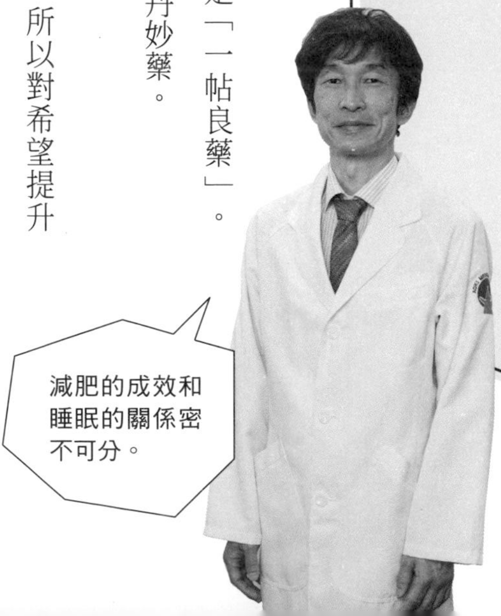

一個人若睡眠不足，胃就會過度分泌胃酸，導致胃的狀態變差。正如前文所提，胃的狀態差，人就容易發福，對身體健康和美容帶來負面影響。

一天吃三餐的生活，很容易讓人不小心晚餐吃太多。**如果人在胃塞滿食物的狀況下就寢，原本該好好休息的內臟被迫繼續工作，繼而造成睡眠品質低落。**

此外，一個人若因血糖值忽高忽低，在白天犯睏而去睡覺的話，到了夜裡可能就會睡不著。因為飲食過度和血糖值的劇烈變動，使人容易疲倦而不想做任何事，進一步導致白天的運動量減少。結果就是，因運動量不足，身體不會累，所以即使到了晚上，仍不容易入睡。

比前文提到的情況更令人擔心的是，人變胖之後，由於**脖子周圍增加的脂肪會壓迫到氣管，所以高機率會得到睡眠呼吸中止症**，而這也是造成淺眠的原因之一。透過十六小時斷食來減脂，便能解決這些問題。

改善腸道環境，過敏不靠近

在近幾十年，罹患花粉症或異位性皮膚炎等過敏疾病的人大幅增加。據說現在每兩名日本人中，就有一位苦於某種過敏症狀。

過敏，是指原本應保護人避免受疾病或有害物質傷害的免疫力，發生了不受控制的暴走行為。有時人們吃進某些對健康沒有危害的食物或吸到花粉，身體會產生抗體，之後只要相同的東西再次進入體內並接觸到抗體的話，人體就想把這些東西排出體外。具體來說，就是分泌「組織胺」或「白三烯」等化學物質，所以人就會出現打噴嚏、流鼻水或蕁麻疹等反應。

有不少原因會讓人出現免疫力過度反應，其中一個是「腸道環境的惡化」。

一旦腸道環境變差，免疫細胞便無法正常運作，甚至會把原本對身體無害的東西當作敵人，並發動攻擊。

另外，若消化器官長時間工作，沒有休息，會造成腸內細菌中的「短鏈脂肪酸」（按：Short-chain fatty acids，簡稱ＳＣＦＡｓ。一組由五個或以下的碳原子組成的飽和脂肪酸。和長鏈脂肪酸不同，短鏈脂肪酸是由厭氧細菌或酵母菌進行糖酵解製造出來的，是易揮發的脂肪酸）數量減少，進而降低消化道的防禦機能。當還沒經過消化的蛋白質進入我們的體內後，就有可能引起過敏反應。

受過敏疾病所苦的人若想改善腸道環境的話，請務必試著為自己創造一段空腹的時間。

值得一提的是，目前已知同樣是經由空腹能獲得的**酮體，也具有能減輕過敏症狀的抗過敏作用。**

不容易感冒和感染病毒

免疫細胞在人類的免疫力中，扮演核心角色。免疫細胞裡有一種被稱為「自然殺手細胞」（Natural killer cell，簡稱 NK 細胞）。NK 細胞會隨著血液流動到全身各處，以檢查是否有病毒等異物從外部侵入到我們體內，並會在發現異物後，將其排出體外或消滅掉。

只要我們能提升 NK 細胞的活性，就可以增進自身的免疫力，如此一來就不容易受到病毒的侵襲，輕鬆預防包含感冒在內的傳染病。

其實青木醫師認識十六小時斷食的契機，是他開始注意 NK 細胞的作用。他從眾多文獻資料中，得到結論：「**創造一段不吃東西的時間，對提升 NK 細**

胞的活性，能起到相當好的作用」。

青木醫師以身作則，由自己開始實踐起。他本來每個月都會因生病，而去醫院掛病號，在他開始保留一段空腹時間後，不僅原本按月造訪的感冒消失了，之後也沒有得過流行性感冒。

正如前文提及多次，**藉由維持一段空腹時間，能改善自身腸道環境，讓腸道內的免疫機能正常運作**，增強排除試圖侵入人體的病毒（異物）的能力。如此一來，自然不會輕易感冒或罹患肺炎等傳染病了。

新冠肺炎也是一種傳染病。

目前已有不少研究結果指出，只要人們維持空腹一段時間，就能有效預防這類傳染病。

除了勤洗手、戴口罩等基本的防護措施外，相信十六小時斷食也能對預防新冠肺炎產生一定的作用。

脂肪分解了，血流跟著順暢

醫學上認為，自噬作用對預防和治療動脈硬化等血管病變，具有一定的效果。另外，藉由減肥也能讓人們遠離血管病變。**當我們空腹一段時間後，內臟脂肪也會隨之減少，因此可以預期這麼做能預防血管病變、高血壓、心臟病、腦血管疾病以及血脂異常等生活習慣病**。

人類的脂肪大致可分為皮下脂肪、內臟脂肪。

皮下脂肪，是位於皮膚下方的脂肪，覆蓋全身；內臟脂肪，是積累在內臟周邊的脂肪。有些人就算看起來並不胖，但其實體內卻堆積相當多的內臟脂肪。

如果內臟脂肪越積越多，會對激素分泌系統帶來不良影響，例如，大量分泌

PAI—1（按：人體中控制血液凝結的重要因子。血管內若PAI—1大量表現，會造成血纖維溶解速度變慢，容易引發血栓促使血管阻塞）。這是一種對健康有害的壞激素——會引起「無法修復血管受傷部位」和「無法溶解血栓」等問題，所以會提高腦出血、腦梗塞和心肌梗塞等疾病發生的風險。

根據厚生勞動省（按：相當於他國福利部、衛生部及勞動部的綜合體）在二〇一四年做的調查顯示，目前每三名日本人裡就有一位，在生活中長期處於高血壓的狀態（按：在臺灣，平均每四人就有一人罹患高血壓）。

另外，脂肪細胞會分泌名為「血管收縮素原」（Angiotensinogen）的荷爾蒙，若增加內臟脂肪，讓血管收縮，就會提高人的血壓。

所以，大家不妨採取十六小時斷食，讓自己遠離這些風險。

進一步來說，當人體分解脂肪，血液裡的脂質也會變少，受到壓迫的血管自然會得到解放。只要血液和血管的狀態獲得改善，血流自然會通暢，如此一來，便能減輕因高血壓和血液循環不良，所造成的身體不適。

空腹時間長，血糖就會降

「明明才剛吃過東西，可是過了一下子，肚子又餓了。」

「吃完丼飯、麵食或麵包後會想睡覺，情緒也會變得焦躁。」

「常常覺得很懶、沒幹勁。」

會發生這些情況，可能與體內醣類過量有關。

醣類過量，就是指人處在「過度攝取醣類」的狀態。大家雖清楚醣類和減肥之間的關係，但醣類最大的問題，在於會「提高罹患糖尿病的風險」。

糖尿病是一種會提高血液中的葡萄糖（血糖值）的疾病，可分成「一型」和「二型」兩種。

其中，因過度飲食（尤其是攝取過多醣類）會引起二型糖尿病。

在過去，二型糖尿病幾乎只出現在四十歲以上的人身上，然而現代人飲食習慣改變，十歲至二十歲就罹患二型糖尿病的人與日俱增。

糖尿病的恐怖之處在於，它會引起多種併發症。例如，視網膜病變，有很高的機率會導致失明；糖尿病腎臟病變，影響代謝物排出體外。此外，糖尿病還會提高人們罹患狹心症、心肌梗塞和腦梗塞等血管病變，以及提升罹患失智症和癌症的風險。

要想預防糖尿病發生或改善由糖尿病所引起的症狀，首要之務是減少攝入醣類。而**藉由空腹，也能降低血糖值**。另外，最近的醫學研究讓我們了解，**自噬作用或許能透過促進胰島素分泌，來降低血糖值，及改善二型糖尿病症狀的功用**。

事實上，透過空腹能有效降低「糖化血色素」（ＨｂＡ１ｃ）——用於管控糖尿病狀況的數值。

不能治癒、但能預防癌症

形成癌症的主要原因，是細胞劣化及免疫力低下。

人體由約六十兆個細胞組成，細胞每天不斷經歷著分裂與新生。正常情況下，細胞會複製基因（DNA）裡的資訊進行分裂，然而紊亂的飲食生活、年齡增長、壓力以及細胞劣化等，都會傷害我們的基因，甚至造成基因突變。當發生基因突變的細胞大量出現並集結成塊，就成為所謂的癌症。

儘管存在個人差異，不過其實**一般人每天都會產生約五千個癌細胞**。這些癌細胞之所以不會結塊變成癌症，原因在於 NK 細胞只要一發現癌細胞，就會立刻解決它們。

由此可知，人們若想預防癌症發生，就應該注意兩件事：

- 阻止細胞劣化，盡可能降低細胞癌變的機會。
- 提升 NK 細胞的活性。

正如前文曾提到，藉由刻意不吃東西，創造空腹時間來誘發自噬作用，進而讓細胞重獲新生，不僅可以阻止細胞劣化，還能極為有效提高 NK 細胞的活性。

另外，讓自己瘦下來，**減少體內的脂肪，也可以改善腸道環境，讓有害物質不會被送到身體各處**，以降低癌症風險。

然而需要注意的是，**對於已罹患癌症的人來說，空腹狀態有可能反過來會對健康帶來負面的效果**。再怎麼說，空腹只能當作預防癌症發生的飲食法，癌症病患還是得依照醫師的指示來行事。

減少內臟脂肪，降低失智風險

關於十六小時斷食對預防失智症及改善認知功能的研究，目前仍處於方興未艾的階段。我們一般說的失智症，其實存在許多不同的類型，日本失智症患者中，以罹患阿茲海默型失智症（Alzheimer's Disease，簡稱ＡＤ）的人數最多，約占了總數約六〇％至七〇％。

為什麼會有這種現象，雖然目前還沒有一個明確的解釋，但從過去美國所做的先行研究中，可以清楚看到，使人罹患高血壓和糖尿病等生活習慣病的因素，和阿茲海默症型失智症之間，具有一定的關聯性。

另外，科研人員還在動物實驗中發現，「由內臟脂肪分泌出的壞激素，會在腦中累積β澱粉樣蛋白（Amyloid Beta）」。

其實只要人們願意減少內臟脂肪，讓自己遠離高血壓和糖尿病的話，就能大**幅降低罹患失智症的風險**。

另一方面，占日本失智症患者人數約二〇%，是近年來數量逐漸增長的血管性失智症（Vascular Dementia）。腦梗塞和腦出血會讓腦中血液流動發生障礙，進一步導致腦的部分壞死，以及腦功能下降。當人腦中有好幾個地方出現梗塞或腦動脈日漸硬化，腦部的血液流動狀態會變得極差，處在這樣狀況下的人，自然容易罹患血管性失智症。

因為目前人類已經發現，活性氧會傷害人腦中的海馬迴等部位，並阻礙神經細胞發揮作用，所以知道失智症和活性氧之間存在一定的關聯性。而執行十六小時斷食的效果之一，是能去除會產生活性氧的老舊線粒體。

然而，**對已經罹患失智症的患者而言，自噬作用可能會帶來反效果**。因此疑似已經罹患失智症的人，必須遵照醫師的指示，不能直接實踐斷食法。

空腹，才是人類的常態

小堀的友人讀了青木醫師的著作之後，實踐書中介紹的方法，結果不但變瘦，還改善身體，這讓小堀決定嘗試十六小時斷食。小堀為了延續斷食的效果，直接向青木醫師請益。

青木：小堀開始斷食前的體重是九十八公斤，對吧？

小堀：沒錯。直到去年為止，我一直很大隻。

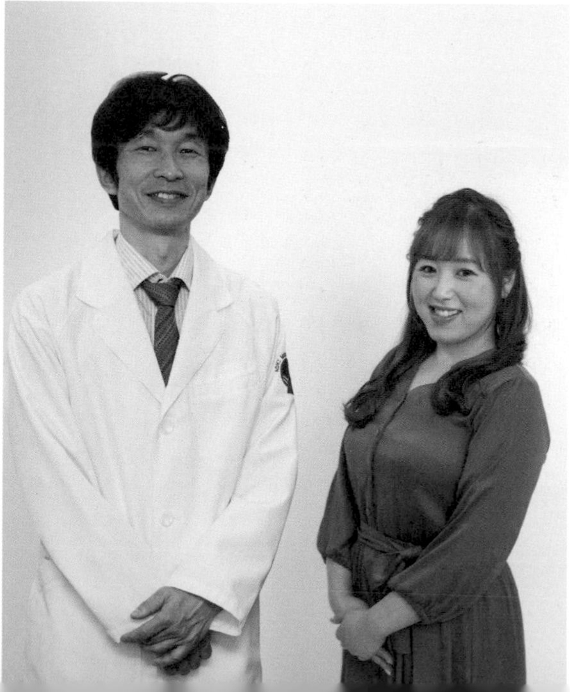

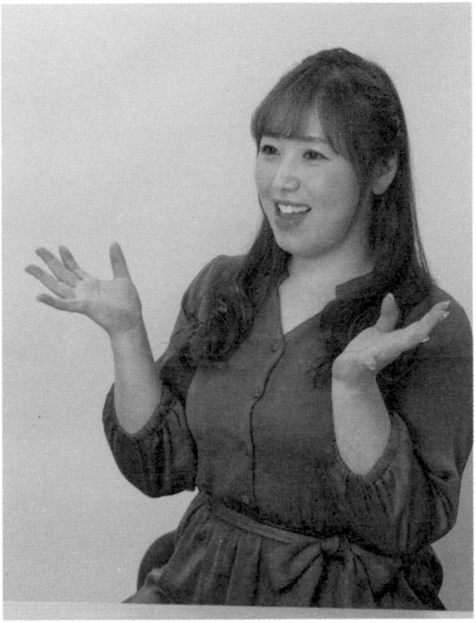

當我覺得肚子餓時，就會想「這是脂肪在哀鳴」。

——小堀

青木：實際執行十六小時空腹法後，覺得如何呢？

小堀：我過去嘗試各種減肥法，但每一次都覺得很挫折。只有斷食十六小時，讓我可以堅持下去。

青木：可以分享到底是哪裡不一樣嗎？

小堀：能立刻感受到這套方法的效果。我記得第一天執行時，隔天起床後，我覺得肚子變小了，體重也降了下來。從那之後，我一直抱持著「今天也來斷食吧！」的態度，堅持一年半。

青木：如果小堀有感到困擾或不清楚的事情，都可以提出來喔。

小堀：剛開始執行斷食時，我曾因別人約吃飯而感到有些困擾，但後來知道斷食可以做調整之後，我就不再糾結，開心的赴約了。另外，我覺得十六小時斷食最棒的地方在於，可以吃自己喜歡的東西。

青木：小堀過去確實有些胖，但稱不上是「肥胖症」。肥胖症指的是除了胖，身體還有高血壓、糖尿病和月經異常等問題。罹患肥胖症的人有必要接受治療，如果單純因為胖，而看起來「圓滾滾」的話，倒也不用刻意減肥。

青木：飲食過度，乃萬病之源，但只要身體健康，其實身材福態也不要緊。

小堀：可是我因為瘦下來，所以不容易疲勞，中午不需要靠午覺來恢復精神，也不容易感冒。現在每當感到餓的時候，我都會覺得「自己正在做一件對的事情」。

青木：妳說得沒錯。說起來，小堀知道人類是什麼時候誕生嗎？

小堀：人類誕生？

青木：目前主流觀點認為，人類誕生於四百四十萬年前。從那之後過了好長一段漫長歲月，等到時序進入彌生時代（按：在日本歷史中，彌生時代是指繩文時代後，古墳時代前，約從西元前五或四世紀〔另有一說為西元前十世紀〕到西元後三世紀）距今八千年前，人類才開始種稻，並保存食品。

小堀：也就是說，在此之前，人類基本上都在餓肚子。

青木：我們的身體其實是以「不吃東西的狀態」為前提所創造出來的。不只從儲存內臟脂肪的功能來看是如此，空腹時對人體有益的激素有四種，而為了應付飲食過度（高血糖）的激素卻只有胰島素一種，也可作為旁證。進一步來說，日本人過上可以盡情享受自己喜歡的食物，其實是昭和四十代（按：一九六五年至一九七四年）以後的事了。

小堀：空腹其實才是人類的常態呢。

青木：沒錯，但還是要記得過猶不及喔。

小堀：的確，我沒辦法做到像苦行僧般的斷食。

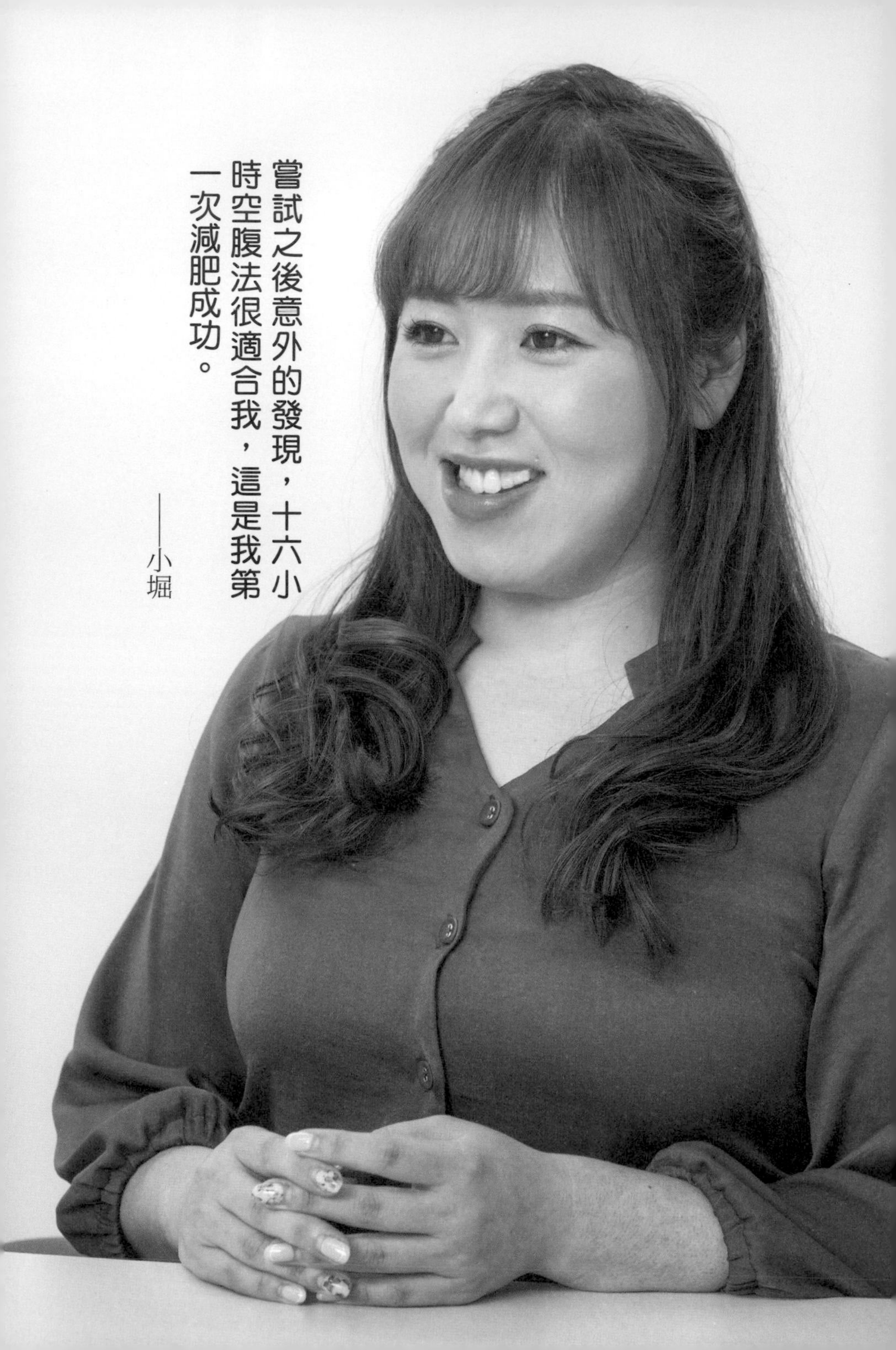

嘗試之後意外的發現，十六小時空腹法很適合我，這是我第一次減肥成功。

——小堀

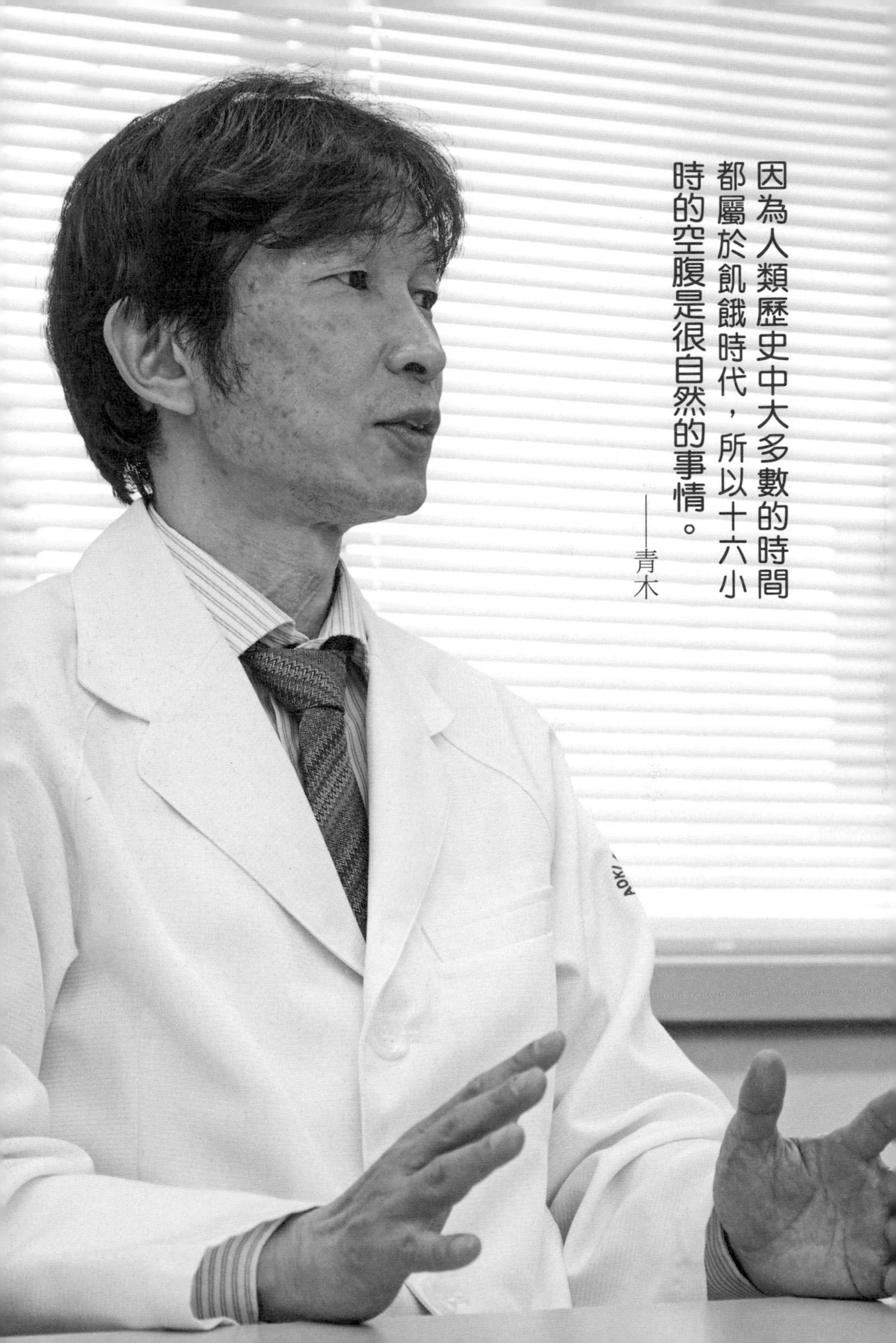

因為人類歷史中大多數的時間都屬於飢餓時代，所以十六小時的空腹是很自然的事情。

——青木

青木：老實說，和小堀見面前，我十分震驚妳能在這麼短時間瘦四十公斤。

小堀：哈哈，我還是吃得很開心，而且身心都沒有壓力。

青木：真是太好了。勉強只會讓自己越來越緊張，導致日後出現復胖的可能，甚至引發「進食障礙」。不要把自己逼得太緊，放鬆心情堅持下去吧。

第4章

天天做也不會累的肌力鍛鍊運動

走路上班、看電視踮腳尖的無痛運動

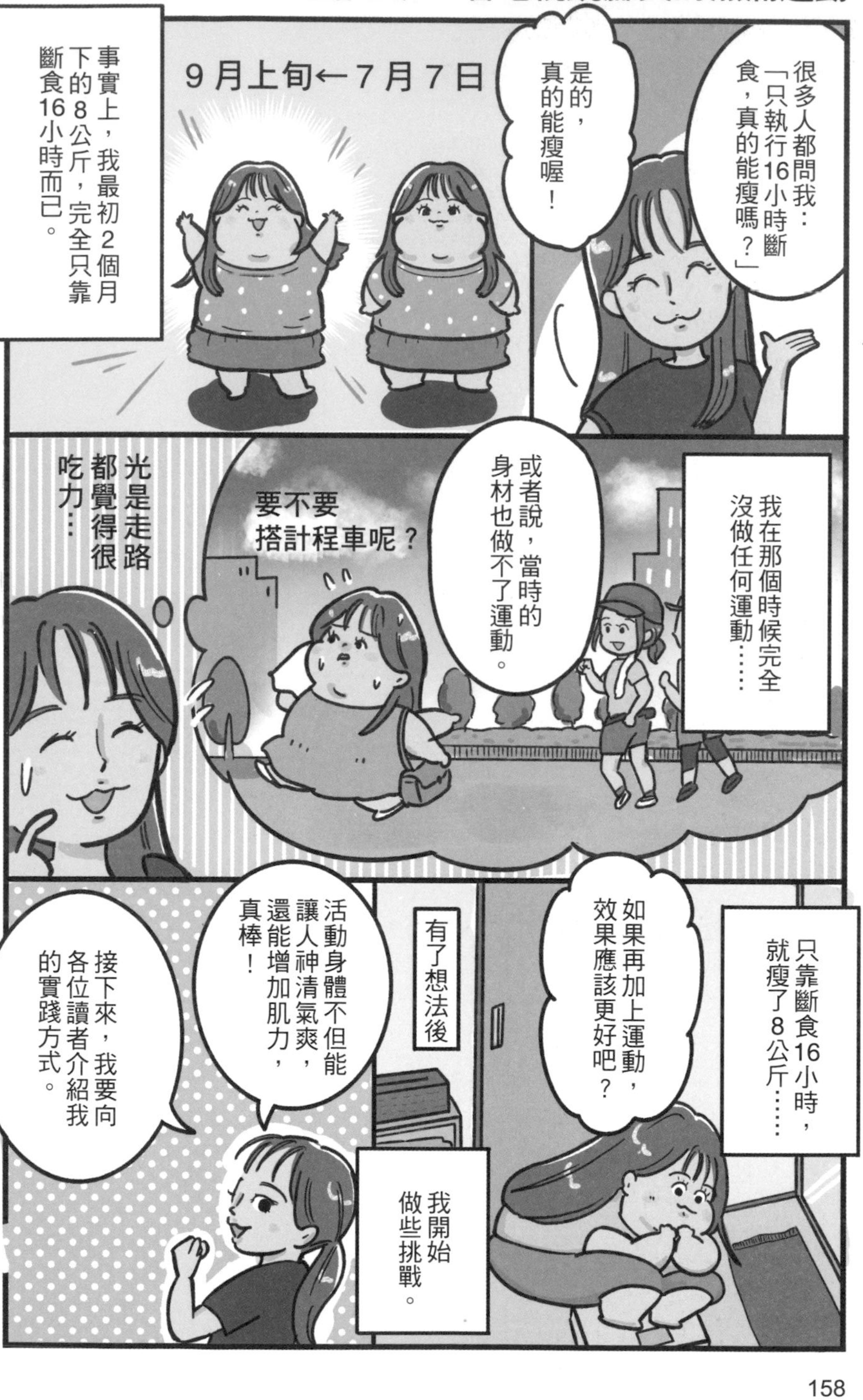
很多人都問我：「只執行16小時斷食，真的能瘦嗎？」
是的，真的能瘦喔！
9月上旬←7月7日
事實上，我最初2個月下的8公斤，完全只靠斷食16小時而已。
我在那個時候完全沒做任何運動……
或者說，當時的身材也做不了運動。
要不要搭計程車呢？
光是走路都覺得很吃力…
只靠斷食16小時，就瘦了8公斤……
如果再加上運動，效果應該更好吧？
有了想法後
我開始做些挑戰。
活動身體不但能讓人神清氣爽，還能增加肌力，真棒！
接下來，我要向各位讀者介紹我的實踐方式。

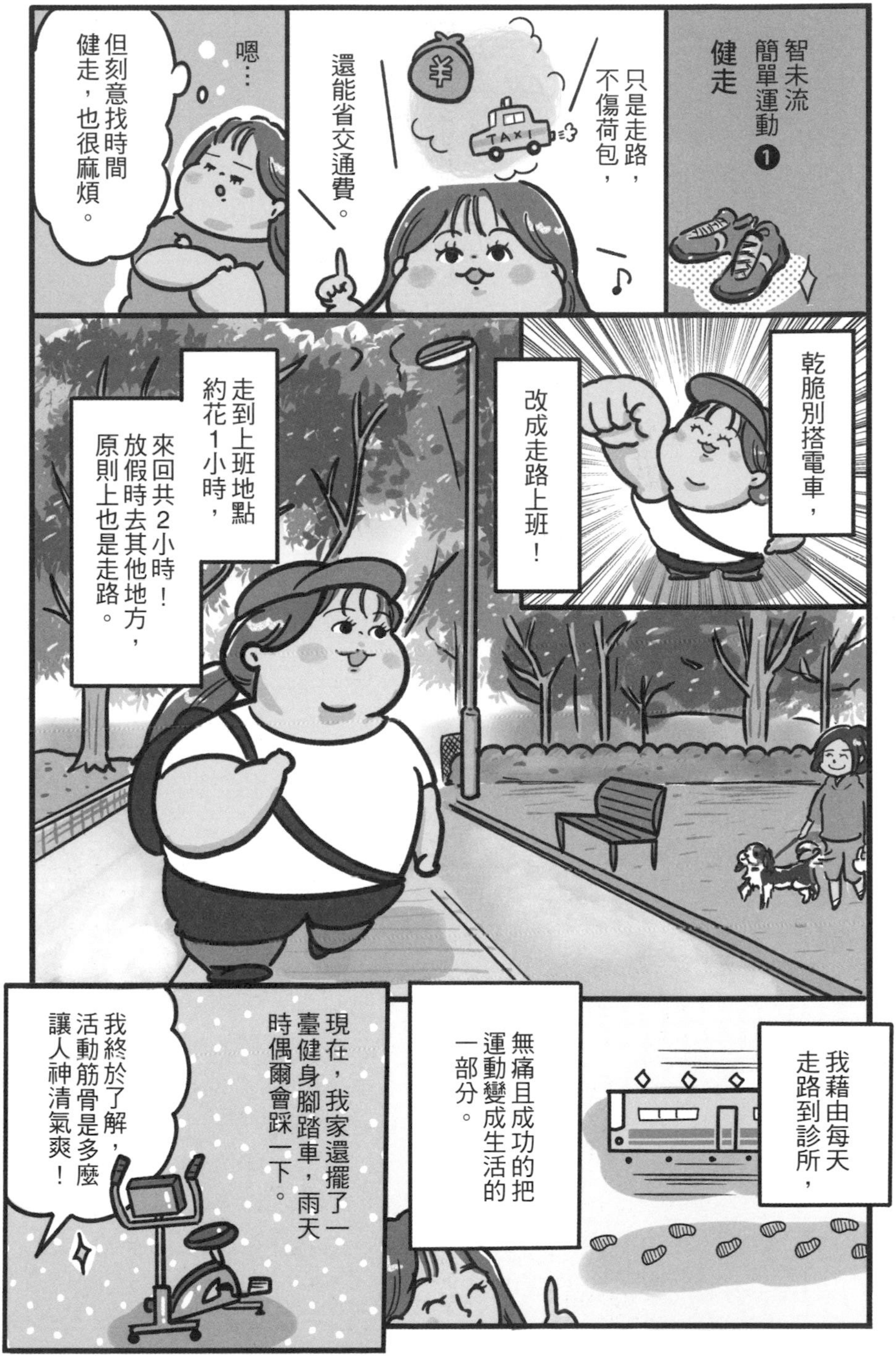
智未流
簡單運動❶
健走
只是走路，不傷荷包，
TAXI
還能省交通費。
嗯…
但刻意找時間健走，也很麻煩。
乾脆別搭電車，
改成走路上班！
走到上班地點約花1小時，
來回共2小時！放假時去其他地方，原則上也是走路。
我藉由每天走路到診所，
無痛且成功的把運動變成生活的一部分。
現在，我家還擺了一臺健身腳踏車，雨天時偶爾會踩一下。
我終於了解，活動筋骨是多麼讓人神清氣爽！

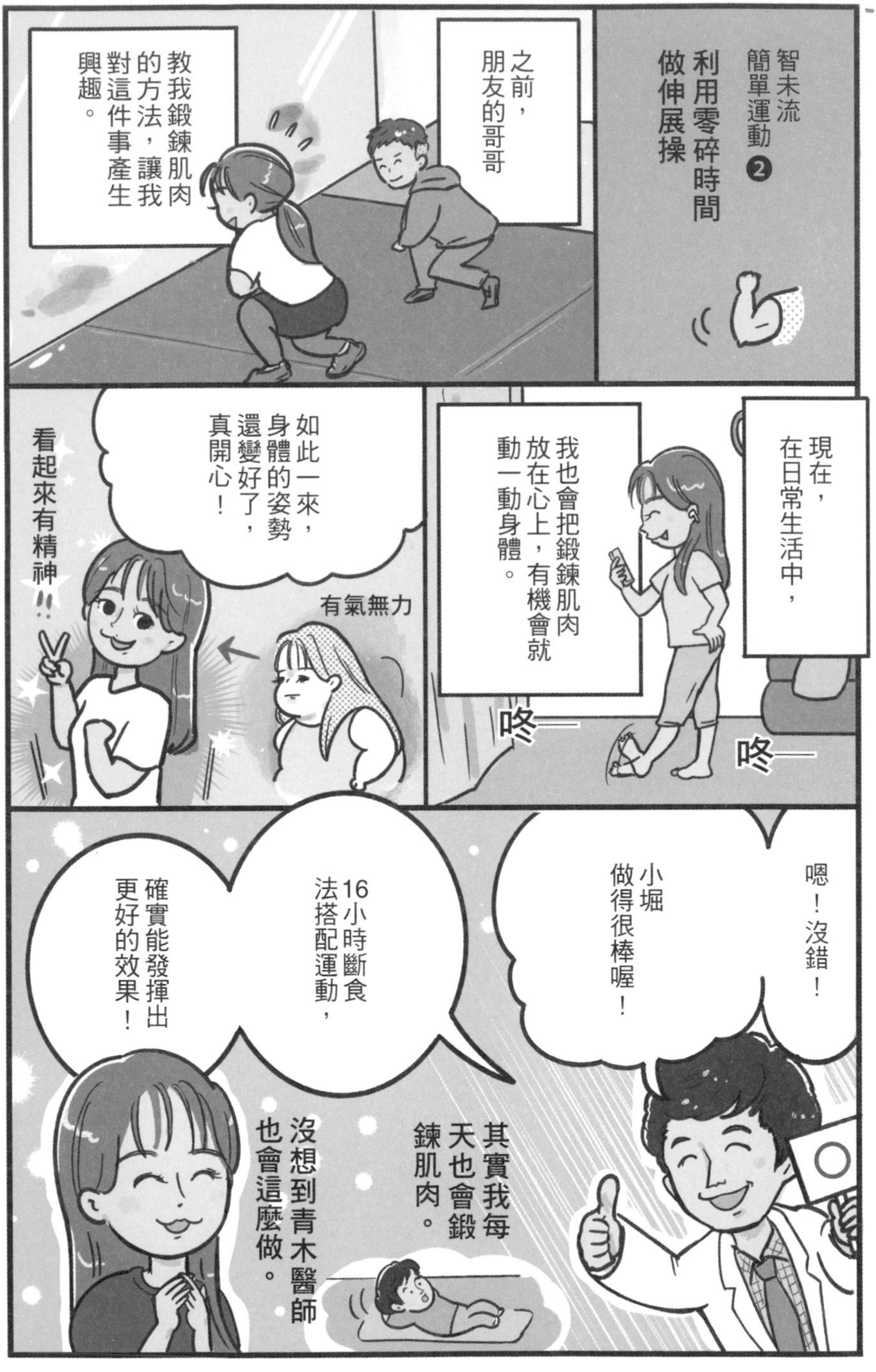
智末流
簡單運動❷
利用零碎時間做伸展操
之前，朋友的哥哥
教我鍛鍊肌肉的方法，讓我對這件事產生興趣。
現在，在日常生活中，
我也會把鍛鍊肌肉放在心上，有機會就動一動身體。
咚—
咚—
如此一來，身體的姿勢還變好了，真開心！
看起來有精神!!
有氣無力
嗯！沒錯！
小堀做得很棒喔！
其實我每天也會鍛鍊肌肉。
16小時斷食法搭配運動，
確實能發揮出更好的效果！
沒想到青木醫師也會這麼做。

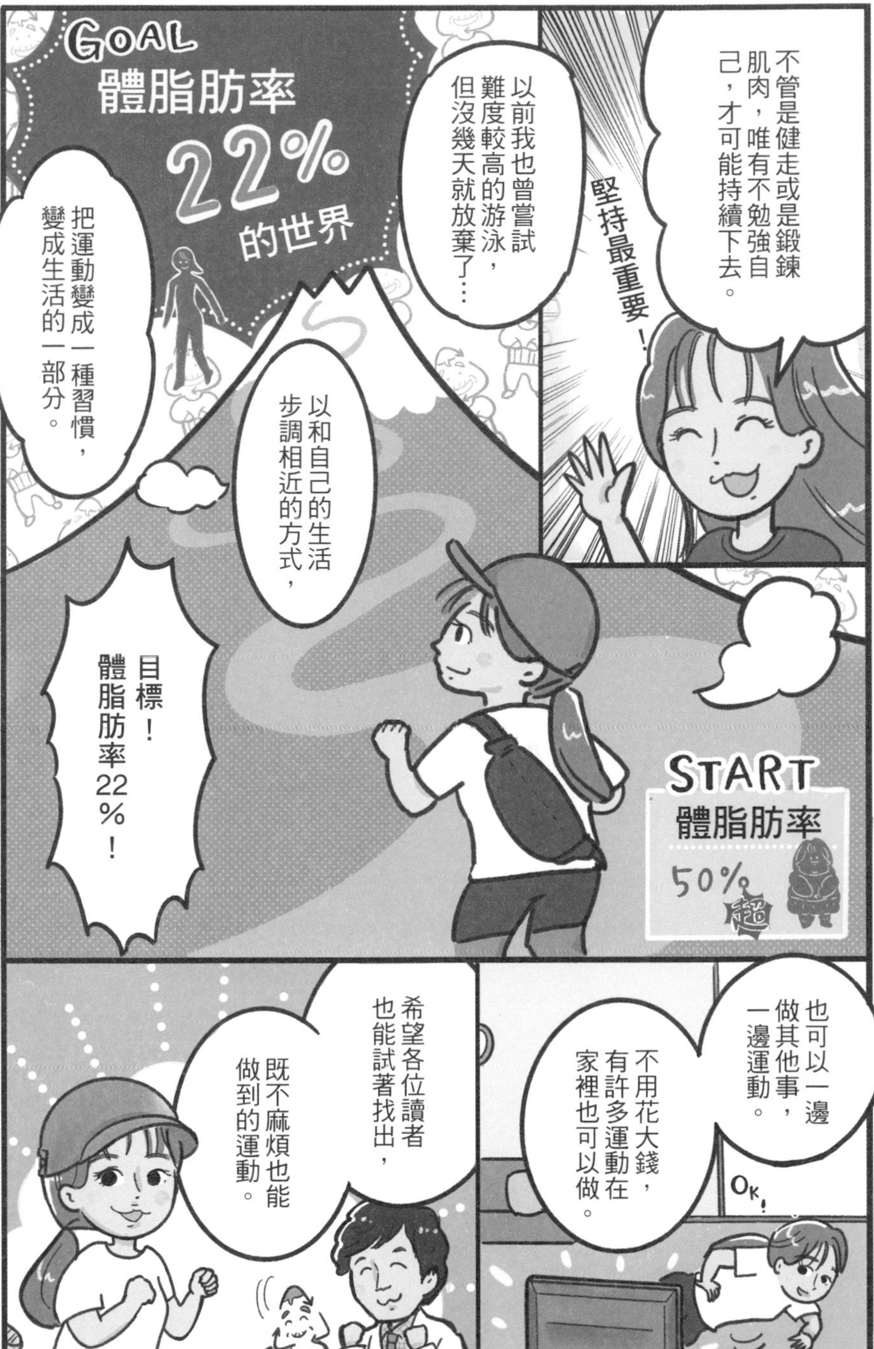
不管是健走或是鍛鍊肌肉，唯有不勉強自己，才可能持續下去。
堅持最重要！
以前我也曾嘗試難度較高的游泳，但沒幾天就放棄了⋯⋯
GOAL
體脂肪率
22%
的世界
把運動變成一種習慣，變成生活的一部分。
以和自己的生活步調相近的方式，
目標！體脂肪率22%！
START
體脂肪率
50%
超
也可以一邊做其他事，一邊運動。
不用花大錢，有許多運動在家裡也可以做。
OK！
希望各位讀者也能試著找出，
既不麻煩也能做到的運動。

斷食的風險，肌力會衰退

肌力衰退是十六小時空腹法可能引發的缺點。為了預防肌肉衰退，在斷食時，也要記得做簡單的運動。

本書第二章曾建議讀者，應多攝取優質的蛋白質，**但若想維持肌力的話，還需要搭配做運動**。「睪固酮素」（Testosterone）是能促進肌肉細胞分裂的男性激素，可是肌肉如果沒有受到刺激的話，睪固酮素也不會被分泌出來。

另外，只要人們不使用肌肉，那麼能驅使肌肉活動的信號，就會越來越難傳達給肌肉，造成肌肉逐漸失去柔軟性，導致肌力衰退。

據說，**人臥床一整天，就會導致肌肉萎縮三%至五%**。

丹麥哥本哈根大學做研究發現，一個人連續兩個星期沒有做運動，年輕人會喪失三分之一肌力、老年人則喪失四分之一肌力。

除此之外，肌肉量與人們的年齡成反比。一個人若不運動，那麼他的肌肉量在二十歲時會迎來巔峰，接著以每年一%的速度遞減，從約五十五歲起，肌肉量的減少幅度會進一步擴大。到了八十幾歲時，肌肉量就只剩下二十多歲時的一半而已。

前文曾提過，肌肉量變少後，反而容易使人發胖。**肌肉量變少，不只會讓脂肪容易附著在人體上，還會導致人們的內臟功能出現問題；血液流動變差，造成體溫容易下降、免疫力衰退；使人經常失眠和陷入憂鬱……**對健康有害的事情發生。

想打破這樣的惡性循環，就得靠十六小時空腹法。為了享受斷食十六小時帶來的健康效果，我們還需要搭配運動，否則功虧一簣。

排隊、看電視的零碎時間，也要活動活動

事實上，從二〇一九年左右起，空腹時間和運動的關聯性受到世人矚目。目前我們已清楚知道，**在空腹時運動，能活化自噬作用**。此外，藉由運動來**活動筋骨，還能使身體特定部位容易發生自噬作用**。讀者們可以參考以下建議，能確實實踐，是最理想的：

- 在空腹十六小時的期間，健行二十分鐘以上。
- 在空腹十六小時的期間，每週兩次，運動約二十分鐘。

然而對某些人來說，「沒什麼外出的機會」、「天氣不好，就很懶得出門」、「就算每週只做兩次二十分鐘運動，還是感到負擔」。

有上述情況的人，不必過於苛責自己，其實在日常生活中，我們已不知不覺的讓身體動起來了。例如，走路上班或出門買東西、騎自行車、上下車站或走辦公室的樓梯，又或者是到某地購物或觀光時，也走很多路。

認為自己平日沒做什麼運動的人，其實在每天出門、做家事和過生活的過程之中，就已經在活動肌肉，給予肌肉刺激了。

我們只需要在此之上，**養成善用**排隊結帳、講電話或看電視等**零碎時間**，**來做些簡單的運動**就可以了。

接下來，本書要向讀者介紹三種不用刻意到戶外，也不用換上運動服裝，隨時能執行的運動。下兩頁會先介紹，做三種運動時，分別鍛鍊到哪些肌肉。

三種能強化肌力的運動

〔正面〕

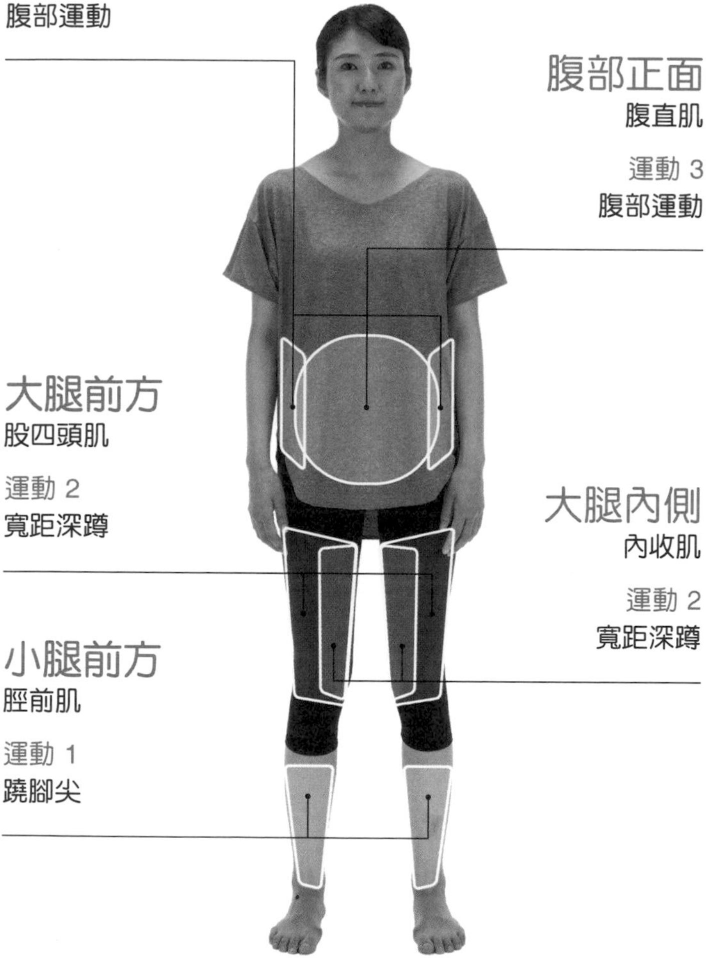
側腹部
側腹肌
運動 3
腹部運動
腹部正面
腹直肌
運動 3
腹部運動
大腿前方
股四頭肌
運動 2
寬距深蹲
大腿內側
內收肌
運動 2
寬距深蹲
小腿前方
脛前肌
運動 1
蹺腳尖

〔背面〕

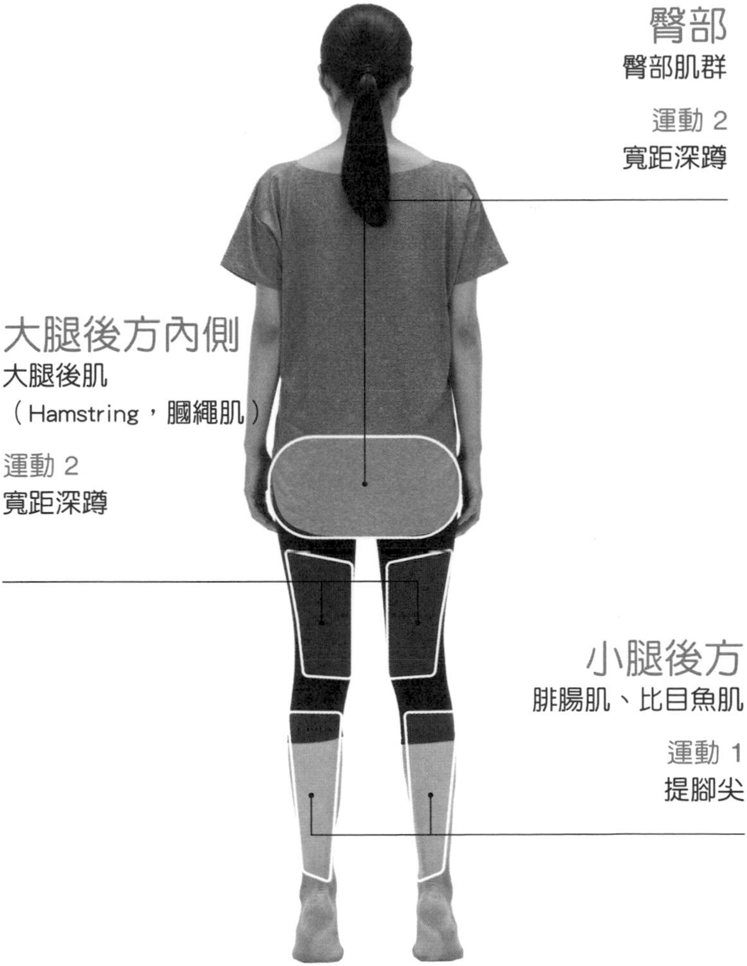
臀部
臀部肌群
運動 2
寬距深蹲
大腿後方內側
大腿後肌
（Hamstring，膕繩肌）
運動 2
寬距深蹲
小腿後方
腓腸肌、比目魚肌
運動 1
提腳尖

運動 1

踮腳尖

收緊小腿後方的肌肉，還能解決浮腫

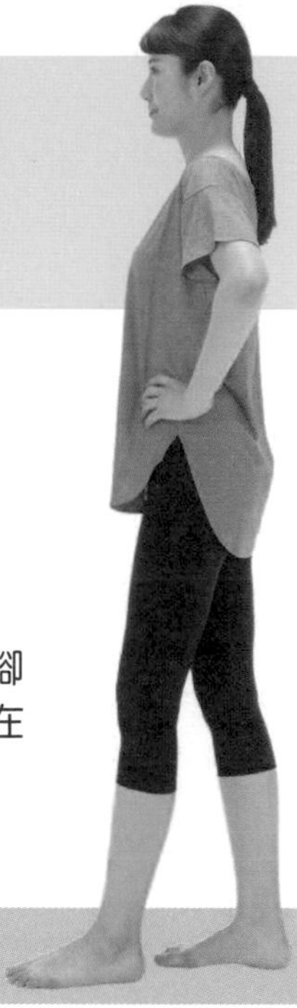

1 讓整個腳底板踩在地板上

腳底板整個踩在地板上，腳一前一後的站著，哪一隻在前都可以。

脛前肌和腳踝的動作有關，鍛鍊脛前肌能讓人不容易摔倒或跌倒。

小腿後方的肌肉（即腓腸肌，或稱為比目魚肌）與膝蓋和足部關節的動作有關，鍛鍊這個部位的肌肉，能讓自己在步行或上下樓梯時更輕鬆，且能讓人在要跌倒時，做出即時的預防反應。

另外，小腿後方的肌肉因為能對抗重力，如幫浦般，能把流到人體下半身的血液重新導回心臟，因此也被稱為「人類的第二個心臟」。鍛鍊這個部位的肌肉，不僅能促進血液流動，還能降低罹患心臟病的風險。

2 交互蹺起左右腳的腳尖部位

交互輕輕的蹺起左右腳的腳尖部位，然後維持這個動作 5 秒左右。

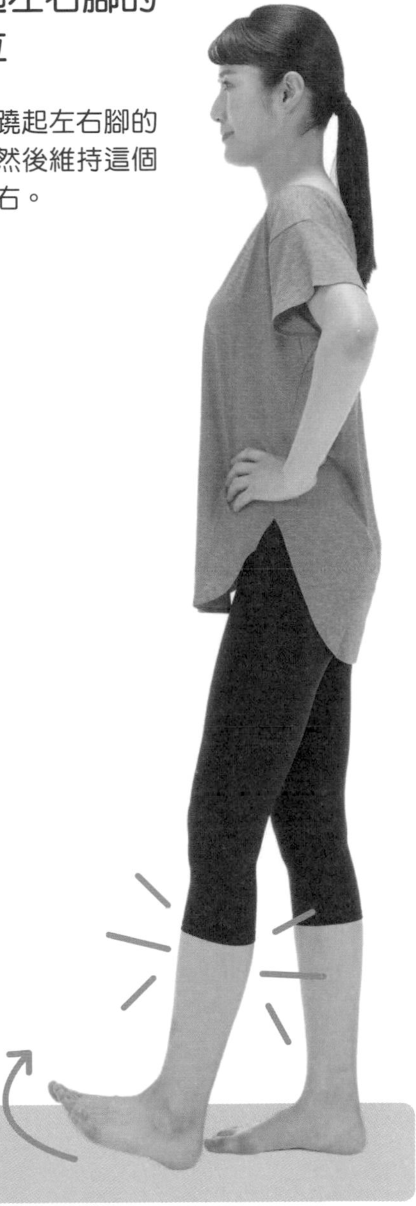

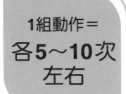

1組動作＝
各5～10次
左右

沒有做滿一組的次數也沒關係，能做多少都好。

運動 2 寬距深蹲

重點聚焦在肌肉量最容易流失的大腿部位

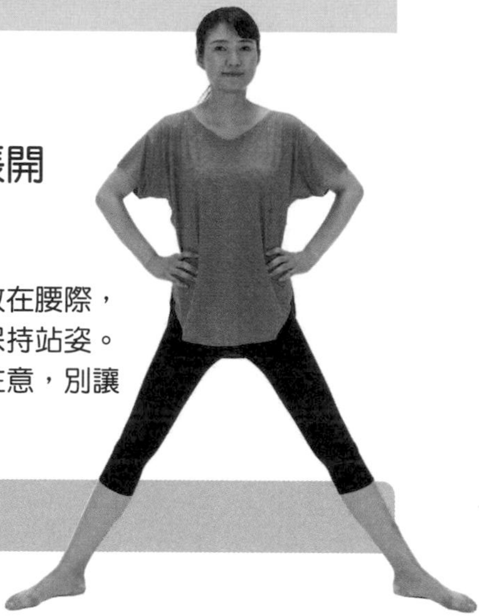

1 把腳大幅張開保持站姿

兩隻手輕輕的放在腰際，雙腳大幅張開保持站姿。做第 2 步時要注意，別讓膝蓋超過腳尖。

鍛鍊臀部肌群，能幫助人們維持正確的姿勢。此外還可以提升基礎代謝率，使人不易發胖。

鍛鍊內收肌除了能穩定骨盤，減少腰痛、肩膀僵硬以及膝蓋疼痛等問題發生，還可以提升運動機能。

股四頭肌是最容易流失肌肉量的部位。鍛鍊這裡除了可維持下半身的運動能力，還能降低膝蓋疼痛發生的可能性。

大腿後肌和下半身主要的動作都有關聯性。鍛鍊大腿後肌能讓人們在上下樓梯和跑步時，更加輕鬆自如。

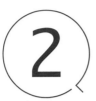

2 慢慢的讓臀部往下沉

視線看著前方，讓臀部慢慢的往下。

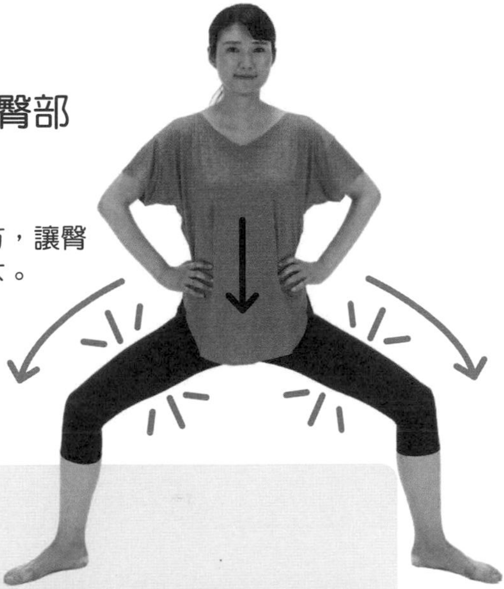

1組動作＝
各5～10次左右

沒有做滿一組也沒關係，能做多少就做多少。

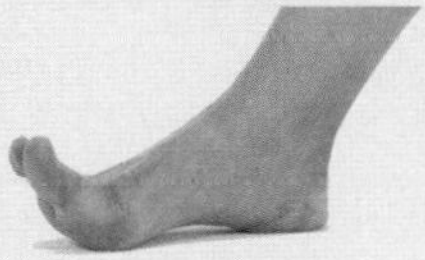

有餘力的人，讓雙腳趾尖輕輕蹺起。

為了伸展身體，可以讓上半身稍微往前傾，這麼一來，你覺得有東西掛在臀部上。要是彎著上半身，則力量會加諸在膝蓋上，有可能造成膝蓋疼痛。

做這個動作時，不要彎膝蓋，而是讓「臀部往下沉」。

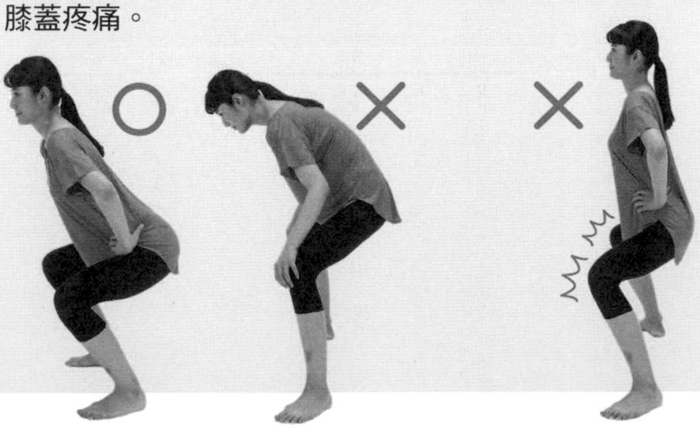

運動 3

腹部運動

提升基礎代謝率，讓身體不容易積累脂肪

1 身體側躺，讓身體的左側位於下方

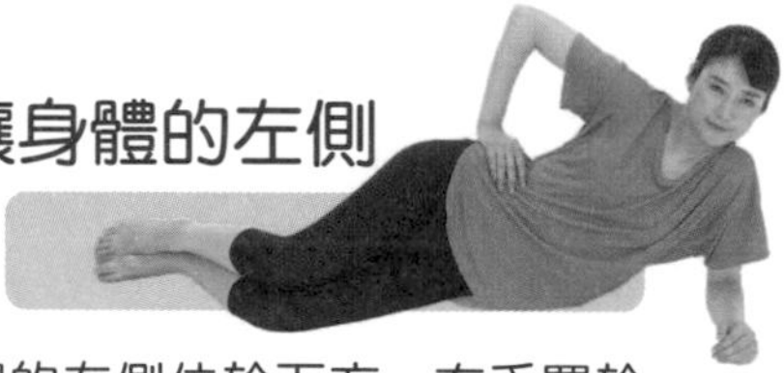

身體側躺，讓身體的左側位於下方。右手置於腰際，彎曲左腕手肘來撐起身子。

2 腰部懸在地板上方

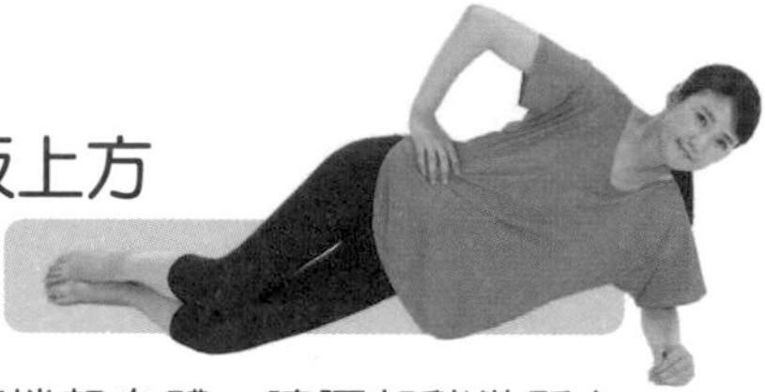

利用左手肘和膝蓋撐起身體，讓腰部稍微懸在地板上方。

腹直肌除了在我們彎曲脊骨時會起到作用外，還能防止人體內臟的位置往下方移動。鍛鍊腹直肌，就不容易發生腰痛，還能增進內臟功能及提高基礎代謝率，使脂肪難以附著在人體上。

側腹肌在我們左右轉動或扭轉脊骨會起到作用，此外還可以固定內臟位置、幫助排便等。鍛鍊側腹肌能帶來諸多好處，例如能提高基礎代謝率，使脂肪難以附著在人體上，以及讓人排便順暢等。

3 直起上半身，讓左腕往身體右側延伸

接著放鬆手肘和膝蓋，讓腰部碰到地板，身體稍微往右迴轉，然後直起上半身。接著左手握拳，將左手腕移到身體右側。

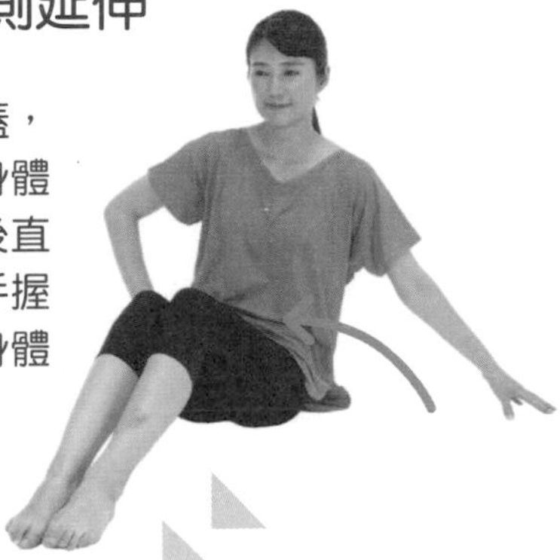

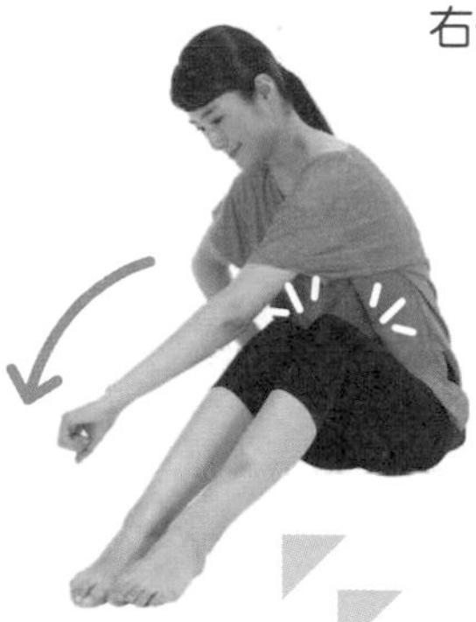

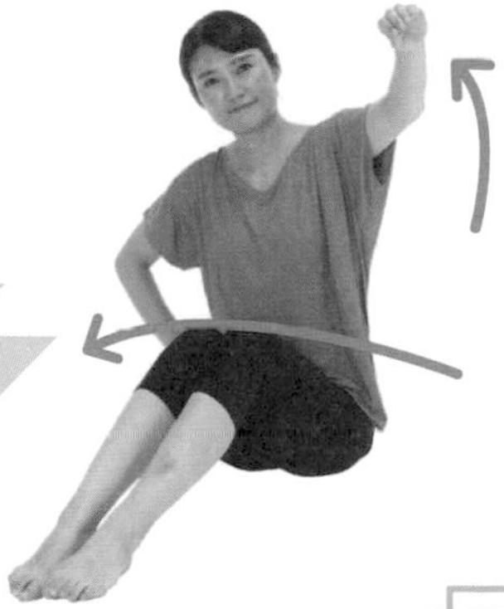

手腕往身體的反方向移動時，請輕輕握拳。

4 左右交替

左右交替，重複第 1 步到第 3 步。

1組動作＝
各5～10次
左右

沒有做滿一組也沒關係，能做多少就做多少。

外出篇

休假也能斷食的旅行體驗

以位於東京市谷的某飯店為例

- 如果你需要有人推自己一把、從旁加以協助，或喜歡和朋友一起做某件事，不妨參考飯店推出的人氣「斷食方案」。
- 可以在旅行或出差時來執行。以「工作度假」（workation）的心情來嘗試斷食。
- 方案價格合理，還能享受飯店的輔助食物和運動指導（看影片）。

下午5點

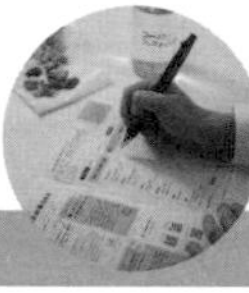

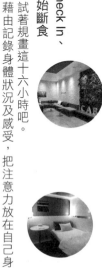

Check In、開始斷食

- 試著規畫這十六小時吧。
- 藉由記錄身體狀況及感受，把注意力放在自己身上，可以提升斷食的效果。

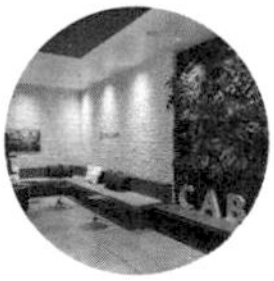

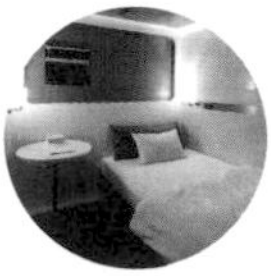

下午6點

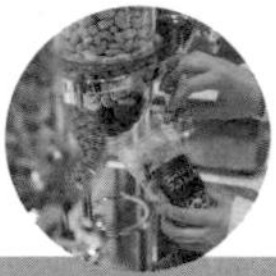

去飯店的酒廊

- 在空間開闊的飯店酒廊，集中精神來工作。
- 不吃晚餐。若肚子真的很餓，可以吃些「穀物棒」。

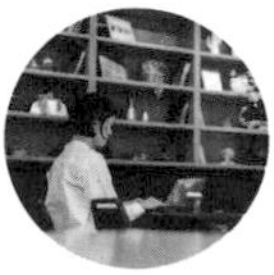

下午8點

到大浴池放鬆

- 最近，都市裡附有大浴池的飯店正在增加。在這裡泡澡，可以享受到家中沒有的奢華感。

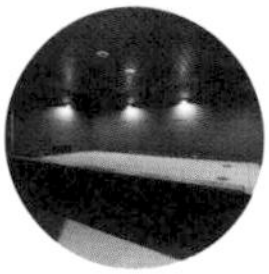

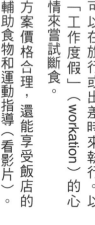

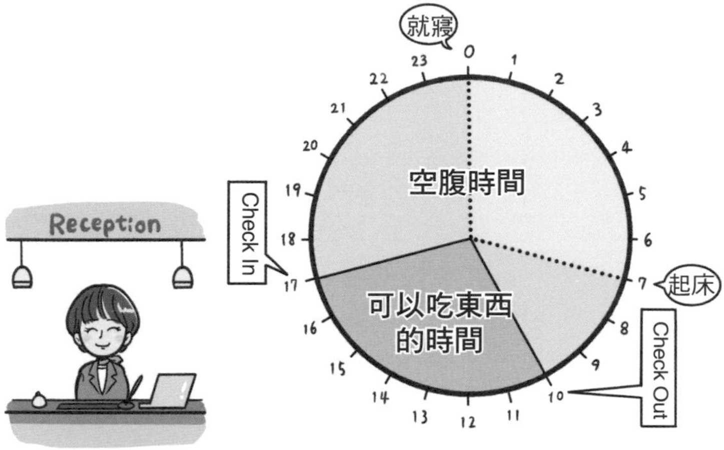

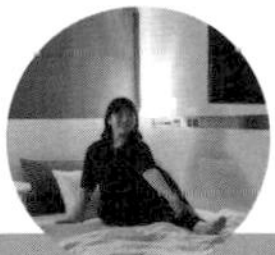

下午9點

在床上做運動

- 一邊看專業人士製作的肌肉鍛鍊影片，同時伸展自己的筋骨。
- 直到想睡覺為止，可以待在床上看電影，或是到閱覽室看書或翻翻雜誌。

下午12點

就寢

早上7點

起床&到大浴池重振精神

- 如果肚子餓的話，可以喝點果昔。
- 早餐吃飯店提供的維他命水（Detox Water，也稱為排毒水或水果水。將新鮮水果或草本植物加入飲用水中，待味道和營養成分融入水中後，即製成維他命水）和堅果。

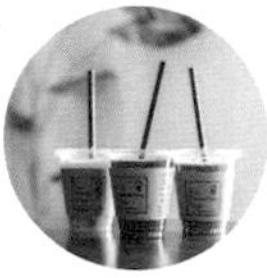

早上10點

Check Out、結束斷食

- 這時，你已經成功達成空腹「十七小時」囉。
- 斷食結束後，可以去吃自己喜歡的東西啦。
- 如果到了晚上覺得還有餘力的話，這次就靠自己的力量，來嘗試十六小時斷食。

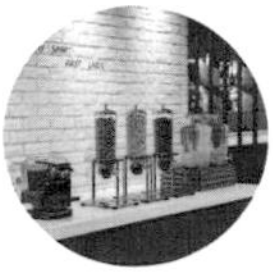

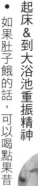

目前我們已經知道，人能藉由一邊晒太陽，一邊做有節奏感的運動，來增加有幸福激素之稱的血清素（Serotonin）的分泌量。沐浴在陽光下，以步行或騎腳踏車去上班，也能達到同樣的效果。

由於只要體內的血清素分泌充足，就能減輕壓力、放鬆心情，使心態更為正向，讓人能以積極的態度，面對減肥跟改善生活習慣。另外因做日光浴能促進血液循環和新陳代謝，所以對減肥也有正面效果。值得一提的是，早晨（起床後三十分鐘內）的陽光，能調整人類生理時鐘。這裡提到的生理時鐘，並非指每個人各自的生活規律，而是深深烙印在遠古人類基因裡的生理時鐘。

說得更清楚一點，人類基因裡的生理時鐘，是一天吃兩餐的飲食生活。進一步來說，從遠古時期開始，人類在自身歷史的大半之中，都處於飢餓時代。大約從昭和時期的後半起（按：約為一九五〇年代末到一九八〇年代末）才進入飽食時代，後者出現的時間仍相當短暫。

讓我們借用太陽光的力量，重新調回讓自己感到舒適的生理時鐘吧。

藉由早晨的日光浴來重新調整生理時鐘

第5章

關於斷食，你想問的是……

Q1 每天做才有效嗎？

每天做是最好的。但我也和患者說，沒有必要為了每天執行十六小時斷食，而把自己搞得筋疲力盡。如果只是為了獲得自噬作用帶來的修復細胞效果，那麼一週或一個月執行一次也可以。

剛開始實踐，不妨從一週一次開始。等到自己習慣了空腹的舒適感後，再來增加執行的天數。

Q2 十六個小時不吃東西真的很難受，怎麼辦？

如果十六小時對你來說，難度很高，可以先把空腹十二小時當作努力目標。這樣的話，扣除睡覺八小時，只需要空腹四小時就好囉。

等你習慣空腹十二小時後，再慢慢延長時間至十六小時即可。

「雖然我從今天早上開始什麼也沒吃，但肚子好像也沒有很餓，再延長一下空腹的時間吧！」出現這種感覺時，就表示你離斷食十六小時越來越近。

Q3 我的工作很花體力，不吃早餐沒力氣做事……。

等到休息日再進行斷食就行了。另外，我推薦在工作日時，早、午餐吃飽一點，然後不要吃晚餐，這麼一來，也能空腹十六個小時。

Q4 我每週都會和朋友去喝酒，那幾天無法執行。

和朋友聚會時，就別想斷食的事了。開心的享受美食，為自己打造一個能獲得滿足感的日子，對維持心理健康也很重要。你只要在條件許可的日子執行斷食，就可以了。

Q5 斷食以外的時間，真的想吃什麼就吃什麼嗎？

是的，要吃多少都可以。不過既然都執行十六小時斷食了，我建議可以吃能活化自噬作用，富含 Omega -3 脂肪酸的食物，或能改善腸道環境的發酵食品，也可以吃能增強肌力，含有優質蛋白質的食物。記得維持良好的均衡飲食。

Q6 可以吃甜點嗎？

基本上，可以安心的吃甜點。過度限制自己不吃點心，對心理健康也不好。但對於正在減肥或醣類攝取過量的人來說，還是少吃一點比較好。

Q7 需要精密計算卡路里嗎？

如果是在進食時段（八小時）吃的東西，不必計算卡路里。其實從一日三餐改成一日兩餐後，隨著吃飯的次數減少，攝入的卡路里自然會下降。

但若是在斷食期間吃東西，則應以兩百大卡以下為基準。順帶一提，市面上販售的小包裝堅果，一包熱量大概都在兩百大卡以下。

Q8 為什麼可以吃堅果？

其實空腹時什麼都別吃是最理想的狀態。

可是當肚子餓得厲害或從事運動之前，想吃點東西來墊墊胃也很合理，不吃反而不盡人情。但在選擇吃什麼時，應盡可能挑選能活化自噬作用，富含 Omega-3 脂肪酸的食物為佳。

當我們吃進這類食物之後，Omega-3 脂肪酸能多少為我們提升衰退的自噬作用。

Q9 吃堅果會讓內臟無法休息嗎？

確實如此，但如果只吃少量，不至於產生不良的影響。我認為當一件事情會同時帶來正面和反面的影響時，若正面影響大於反面，就可以去做。

堅果除了 Omega -3 脂肪酸外，因為富含均衡的優質蛋白質、膳食纖維、維生素、礦物質以及植物性化合物（Phytochemical），所以受到全球範圍相關研究的關注。

另外，《新英格蘭醫學雜誌》（*The New England Journal of Medicine*）指出，「一週內吃堅果七次以上（一次份量為一盎司）的人，和完全不吃堅果的人相比，死亡率減少了二〇％」。

Q10 選擇起司或優格時，有種類上的限制嗎？

空腹時吃起司或優格，只要熱量控制在兩百大卡內即可，沒有其他限制。

Q11 吃生蔬菜是不是比較好？

由於生菜的體積較大，吃的時候也要多咬幾下，所以容易產生飽足感。話雖如此，吃經過汆燙或蒸煮過的蔬菜也很好。

Q12 斷食期間，喝什麼飲料都可以嗎？

只要是零卡，喝什麼都可以，例如水、綠茶、紅茶、草本茶以及咖啡等。零卡碳酸飲料也沒問題。然而零卡碳酸飲料因有加入代糖（甘味劑），如果長期攝取，可能會危害腸道環境，建議以碳酸水來取代零卡碳酸飲料。

Q13 可以喝酒嗎？

可以喝幾乎不含醣類的啤酒，或是以燒酎（按：日本特有的一種蒸餾酒，用於釀造燒酎的原料有大麥、芋頭以及蕎麥等）或伏特加為基底的酒類。但我身為醫師，還是要提醒讀者，空腹喝酒容易醉，而且若是為了健康而執行斷食的話，還是少喝酒比較好。

Q14 如果三餐後要服用藥物，怎麼辦？

基本上空腹期間吃藥沒問題。若覺得這麼做對胃會造成負擔的話，可以先吃點堅果後再服藥。若是由醫師開的處方藥，可以和醫師或藥劑師確認服用方法後，能讓自己更放心。

Q15 一定要運動嗎？

是的，請大家一定要做運動。因為執行十六小時斷食，會同時減少脂肪和肌肉，建議大家在可行的範圍內鍛鍊肌肉，以此來彌補流失的部分。

讀者可以從第四章介紹的運動開始。之後可以進一步增加自己的步行數，例如不要搭乘手扶梯或電梯，改成走樓梯。

時常提醒自己這麼做，就能幫自己創造不少運動機會。

若讀者覺得「同時做到斷食和運動，難度太高了」或「想先從其中一項開始」，先執行斷食也無妨。

Q16 我很瘦，不希望體重繼續掉，該怎麼做？

不少實踐十六小時空腹法的人，其目的並不是為了減肥，而是希望能透過空腹，來維持身體健康或抗衰老。對原本就很瘦的人來說，只要在可以進食的八小時內攝取均衡營養，就不用擔心會瘦過頭。

Q17 我的血壓很低，斷食後會不會使血壓更低？

原本血壓就偏低的人，並不會因執行十六小時斷食，造成血壓降低。因此，請放心的實踐十六小時斷食吧。

Q18 生完小孩和哺乳期間，也可以空腹十六小時嗎？

由於執行十六小時斷食會降低能量的吸收，因此可能導致母乳量變少。若出現這樣的情況時，請暫時停止斷食。

Q19 小孩子能空腹十六小時嗎？

直到目前為止，沒有明確證據能支持十六小時空腹對小孩有益。只要沒有數據資料能證明，那麼我建議十八歲以下的孩子，不要嘗試這套方法比較好。

Q20 糖尿病患者可以嘗試這麼長時間斷食嗎？

請務必嘗試看看。如果執行低醣飲食（Low Carbohydrate Diet），會因不能吃自己想吃的東西，而覺得很有壓力。但由於十六小時斷食只需要遵守「一段時間不要進食」，所以能讓我們在沒有心理負擔的情況下減少糖類的攝取，結果來說，可改善攝取過多醣類的情形。

儘管**低醣飲食已是美國的糖尿病學會所認可的治療方法之一**，但日本的糖尿病學會則尚未承認。因此只要是沒有出現糖尿病併發症的糖尿病患者，我會建議來試試看十六小時斷食。

Q21 癌症病人也能斷食嗎？

對於預防癌症，斷食確實具有可以讓人期待的效果。但已經罹患癌症的患者若想執行斷食，必須和醫師討論並遵守醫囑來行事。因為空腹有時反而可能會對病情帶來負面影響。

Q22 坊間有「一天只吃兩餐，反而容易變胖」的說法，真的嗎？

因為人體的構成相當細緻，每個人的身體都不太一樣，所以的確可能存在一天只吃兩餐，卻反而容易變胖的人。但海外大量的臨床研究結果都支持，執行十六小時斷食，確實可以減重及改善慢性發炎。

Q23 聽說結束斷食後，吃東西會造成血糖值急速上升？

是的，此即所謂的「第二餐反應」（Second–Meal Effect），例如在沒吃早餐的情況下吃午餐，會使血糖飆升（Glucose Spike），這種現象和不吃早餐容易形成膽結石，可說是十六小時空腹法的缺點。

我希望讀者能在仔細評估斷食十六小時的優、缺點後，再來決定自己是否要執行。

對我來說，斷食後吃東西會血糖飆升及較容易形成膽結石等缺點，和實踐斷食能減重及改善慢性發炎症狀等優點相比，因為優點遠大於缺點，所以我才會推薦大家嘗試十六小時斷食。

Q24 隨著年紀增加，自己越來越難瘦下來。斷食效果也會隨著年齡而不同嗎？

人在年紀漸增後不容易變瘦，原因在於基礎代謝率下降。而空腹十六小時能幫助人減重，則是源於攝取的能量變少了，和年齡沒有關係。

Q25 肚子會發出咕嚕聲，很丟臉。

這表示你的消化道正有活力的運作，是身體健康的表現。你可以將其視為執行斷食所得到的效果，並開心的接受。

Q26 如果我還可以忍受，能超過十六小時嗎？

維持空腹的時間越長，越能促進脂肪的分解，並更加活化自噬作用。當讀者們習慣了斷食十六小時後，只要再稍微努力一下，跳過一次午餐或晚餐，就能空腹二十四小時。如此一來還能進一步提升斷食效果。事實上每週我都會執行一次二十四小時空腹。

然而，就算大家覺得「空腹狀態其實滿舒服」，也**不要嘗試斷食超過二十四小時**。

因為這麼做會對身體造成不小的負擔，且要是一個人單獨執行，還會伴隨一定的風險。如果無論如何都想嘗試的話，務必在醫師的指示下來執行。

Q27 十六小時空腹法，要進行到什麼時候比較好？

若是為了減肥而空腹十六小時的話，等體重降至理想的數值並能維持之後，或許就可以結束了。但如果是為了保持身體健康和常保青春，我認為沒有比十六小時斷食更理想的飲食法了。希望大家能以這是「創新且正確的生活方式」來接受它。

結語
丟掉四十公斤，找回一百分自信

「變瘦的話，人生就會改變嗎？」這是過去的我根本沒有想過的事情。

透過斷食十六小時，我的人生確實有了變化。變瘦之後，我認識了當自己還是個胖子時不可能遇到的人，還去了原本可能到不了的地方。

然而這些改變，都比不上我對自己越來越有自信。

我的自信並非源於體重減輕，而是來自於我竟然能為了自己，堅持執行十六小時空腹法，我的自尊心因此提升。

雖然說起來好像很了不起，但我做的只不過是一天少吃一餐而已，而且因為這件事原本就對身體很好，所以執行起來並不辛苦，就算有幾天沒做到，也不會產生罪惡感。或許是因為沒有比十六小時空腹法更簡單的飲食法了，所以我才能堅持下去。

總之，斷食後，我的自我肯定感越來越高，而且身體也更健康了。

不過，達成減重四十公斤這項壯舉，僅憑我一個人是絕對做不到的。我告訴身邊的人，自己要執行十六小時空腹法後，竟然出現願意陪我一起健走，以及幫我用照片記錄的朋友，現在回想起來，我真的得到很多人的幫助。

我相信有更多人不像我一樣，把自己要執行斷食的事情說出來，而是選擇一個人默默的努力。為了和這些「戰友」有交流的機會，我在 Instagram 上開了一個減肥用的帳號。就在我和不同的人互動及相互鼓勵的過程中，有出版社問我是否有出書的打算。我相信這樣一定能鼓勵更多人，所以最後才決定寫作本書。

感謝大家讀到最後一頁。希望讀者都能依照書中青木醫師的建議，好好的照顧身體。然後讓我們在「斷食路」上，一起繼續努力下去！

佐餐的好夥伴
含有 Omega-3 脂肪酸的調味醬

這裡要介紹幾款使用含有 Omega-3 脂肪酸的油所做的調味醬料。
製作醬料時，可使用紫蘇油或亞麻仁油，只要把材料混合好，就能直接淋在沙拉、溫蔬菜、豆腐或是肉類和魚類料理上來食用。

中華風佐料調味醬

材料（約為製作一次的分量）

含有 Omega-3 脂肪酸的油…1 大匙
醋…1 小匙
芝麻粉…2 小匙
蔥（切碎）…約 2 公分
薑（切碎）…少許
辣椒圈…適量

洋風王道法式沙拉醬

材料（約為製作一次的分量）

含有 Omega-3 脂肪酸的油…1 大匙
醋（也可改為檸檬汁）…1 小匙
鹽…少許
胡椒…少許

※ 若在上述材料中再加入杏仁粉和起司粉各 2 小匙，則可呈現味道濃郁的凱薩風味。也可以加入 3 顆碎杏仁。

民族風亞洲調味醬

材料（約為製作一次的分量）

含有 Omega-3 脂肪酸的油…1 大匙
檸檬汁（萊姆汁也可以）…1 ／ 2 小湯匙
魚露…稍微少於 1 小匙
碎花生…約 3 顆
辣椒圈…適量

和風梅子醬

材料（約為製作一次的分量）

含有 Omega-3 脂肪酸的油…1 大匙
梅子醬…1 ／ 2 小匙
醬油…1 ／ 2 小匙
芝麻粉…少許

※ 梅子醬可以使用搗碎的梅子乾，或是市面上販售的軟管裝梅子醬。

計畫 1

16 小時斷食的時程安排

平日

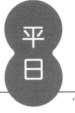

請寫下平日要如何安排空腹時間 16 小時。
※ 一開始可以先執行 12 小時。

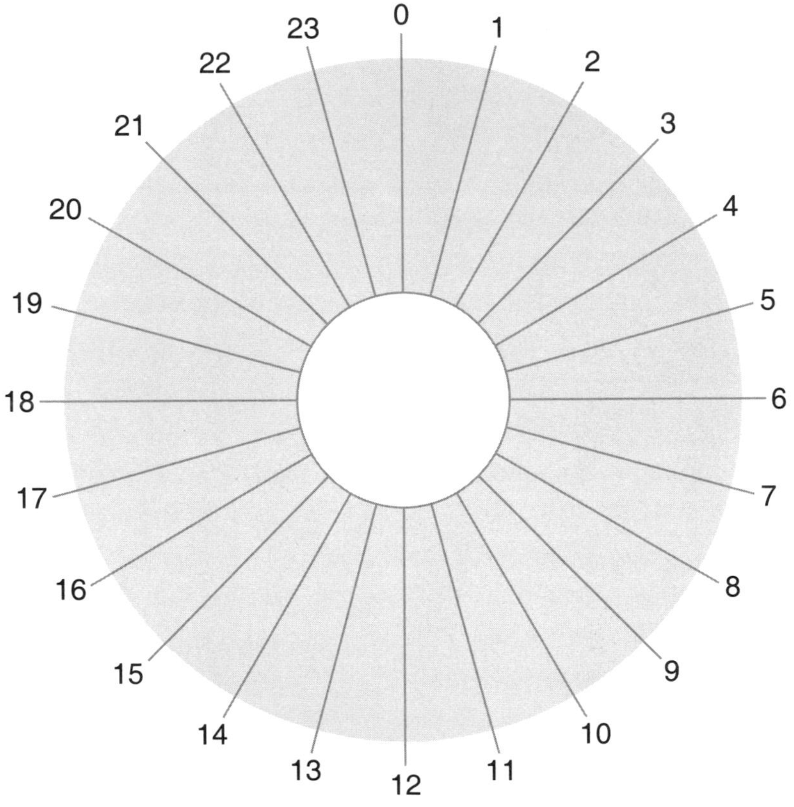

計畫 2

16 小時斷食的時程安排 假日

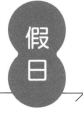

請寫下假日要如何安排空腹時間 16 小時。
※ 一開始可以先斷食 12 小時。如果行有餘力，可以挑戰 24 小時斷食（但不要超過 24 小時）。

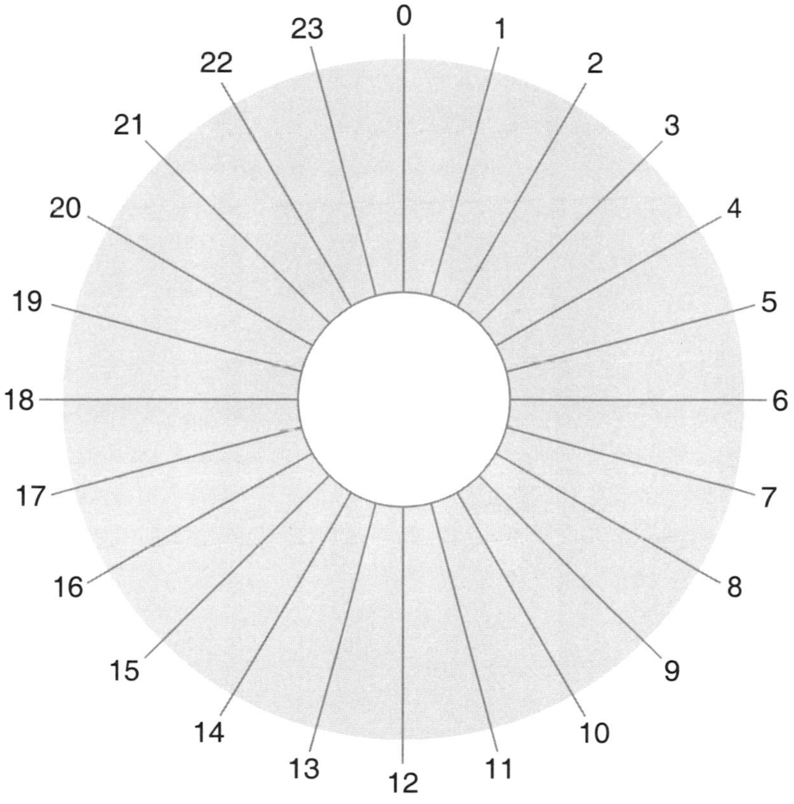

計畫 3

寫下目標，打造理想的自己。

把願望寫在紙上後，不只能明確自己的目標、提高幹勁，還能增加達成的可能性。請多寫「瘦下來後想做的事情」和「能變成這樣該有多好」的內容吧。

理想的體重 　　　　　　公斤

達成日期 　　　　年　　月　　日

瘦下來後想做的事情
1.
2.
3.
4.
5.
6.
7.
8.
9.
10.

紀錄 1

一週內的體重變化

藉由數字來確認 16 小時斷食的效果。首先從一週開始記錄吧。

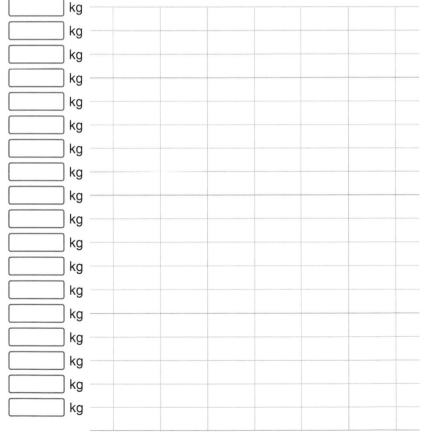

kg							
kg							
kg							
kg							
kg							
kg							
kg							
kg							
kg							
kg							
kg							
kg							
kg							
kg							
kg							
kg							
kg							
kg							
	第1天 星期（ ）	第2天 星期（ ）	第3天 星期（ ）	第4天 星期（ ）	第5天 星期（ ）	第6天 星期（ ）	第7天 星期（ ）

紀錄 2

3 個月的體重變化

第6週 星期（ ）	第7週 星期（ ）	第8週 星期（ ）	第9週 星期（ ）	第10週 星期（ ）	第11週 星期（ ）	第12週 星期（ ）

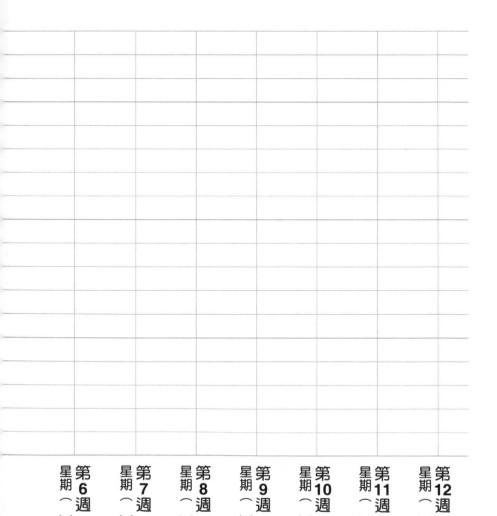

希望大家都能看著數字所呈現出的效果，讓自己越來越有幹勁。
就算中途無法繼續執行也別在意，哪怕只是一週執行一次斷食也沒關係。
持續進行大概 3 個月後，大家一定會習慣空腹時的感覺，在這之後，就能無痛繼續堅持下去囉。

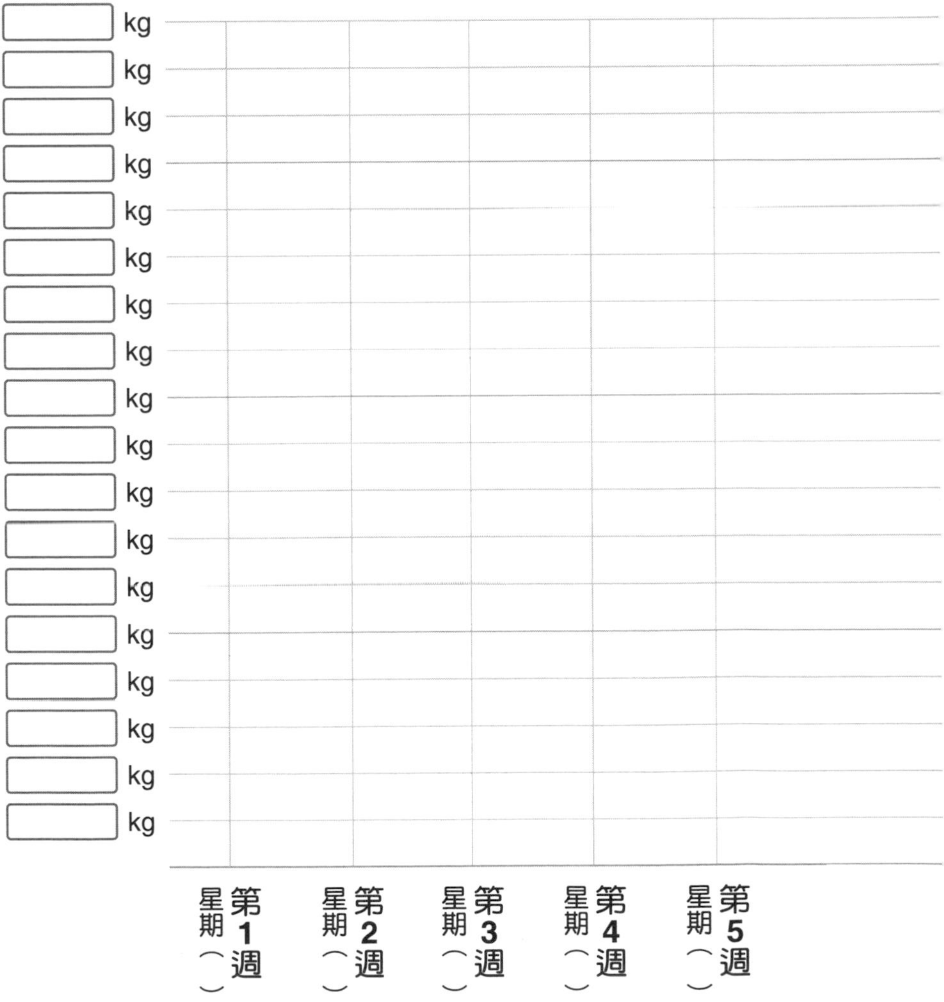
kg
kg
kg
kg
kg
kg
kg
kg
kg
kg
kg
kg
kg
kg
kg
kg
kg
kg
第1週 星期（　）
第2週 星期（　）
第3週 星期（　）
第4週 星期（　）
第5週 星期（　）

國家圖書館出版品預行編目（CIP）資料

16 小時空腹法，我一年瘦 40 公斤：不用忍！ 98 到 58，還能降三高，保證能辦到的輕斷食／青木厚、小堀智未著；林巍翰譯 .-- 初版 .-- 臺北市：大是文化有限公司，2023.05
208 面；14.8×21 公分 .--（EASY；114）
譯自：98 キロの私が 1 年で 40 キロやせた 16 時間斷食
ISBN 978-626-7251-63-8（平裝）

1.CST: 減重 2.CST: 斷食療法 3.CST: 健康法

411.94 112002294

EASY 114

16 小時空腹法，我一年瘦 40 公斤

不用忍！98 到 58，還能降三高，保證能辦到的輕斷食

作　　者／青木厚、小堀智未
譯　　者／林巍翰
責任編輯／陳竑悳
校對編輯／林盈廷
美術編輯／林彥君
副總編輯／顏惠君
總 編 輯／吳依瑋
發 行 人／徐仲秋
會計助理／李秀娟
會　　計／許鳳雪
版權主任／劉宗德
版權經理／郝麗珍
行銷企劃／徐千晴
業務助理／李秀蕙
業務專員／馬絮盈、留婉茹
業務經理／林裕安
總 經 理／陳絜吾

出 版 者／大是文化有限公司
臺北市 100 衡陽路 7 號 8 樓
編輯部電話：（02）23757911
購書相關諮詢請洽：（02）23757911 分機 122
24 小時讀者服務傳真：（02）23756999
讀者服務 E-mail：dscsms28@gmail.com
郵政劃撥帳號：19983366　戶名：大是文化有限公司

法律顧問／永然聯合法律事務所
香港發行／豐達出版發行有限公司 Rich Publishing & Distribution Ltd
地址：香港柴灣永泰道 70 號柴灣工業城第 2 期 1805 室
Unit 1805, Ph. 2, Chai Wan Ind City, 70 Wing Tai Rd,
Chai Wan, Hong Kong
電話：2172-6513　傳真：2172-4355
E-mail：cary@subseasy.com.h

封面設計、內頁排版／林雯瑛　印刷／緯峰印刷股份有限公司
出版日期／2023 年 5 月初版
定　　價／390 元（缺頁或裝訂錯誤的書，請寄回更換）
I S B N／978-626-7251-63-8
電子書 ISBN／9786267251720（PDF）9786267251737（EPUB）